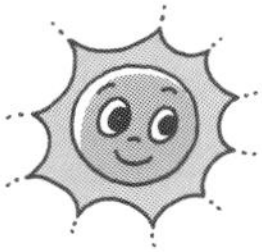

セラピストのための
はじめての中医学

健康で美しくなる中国伝統医学

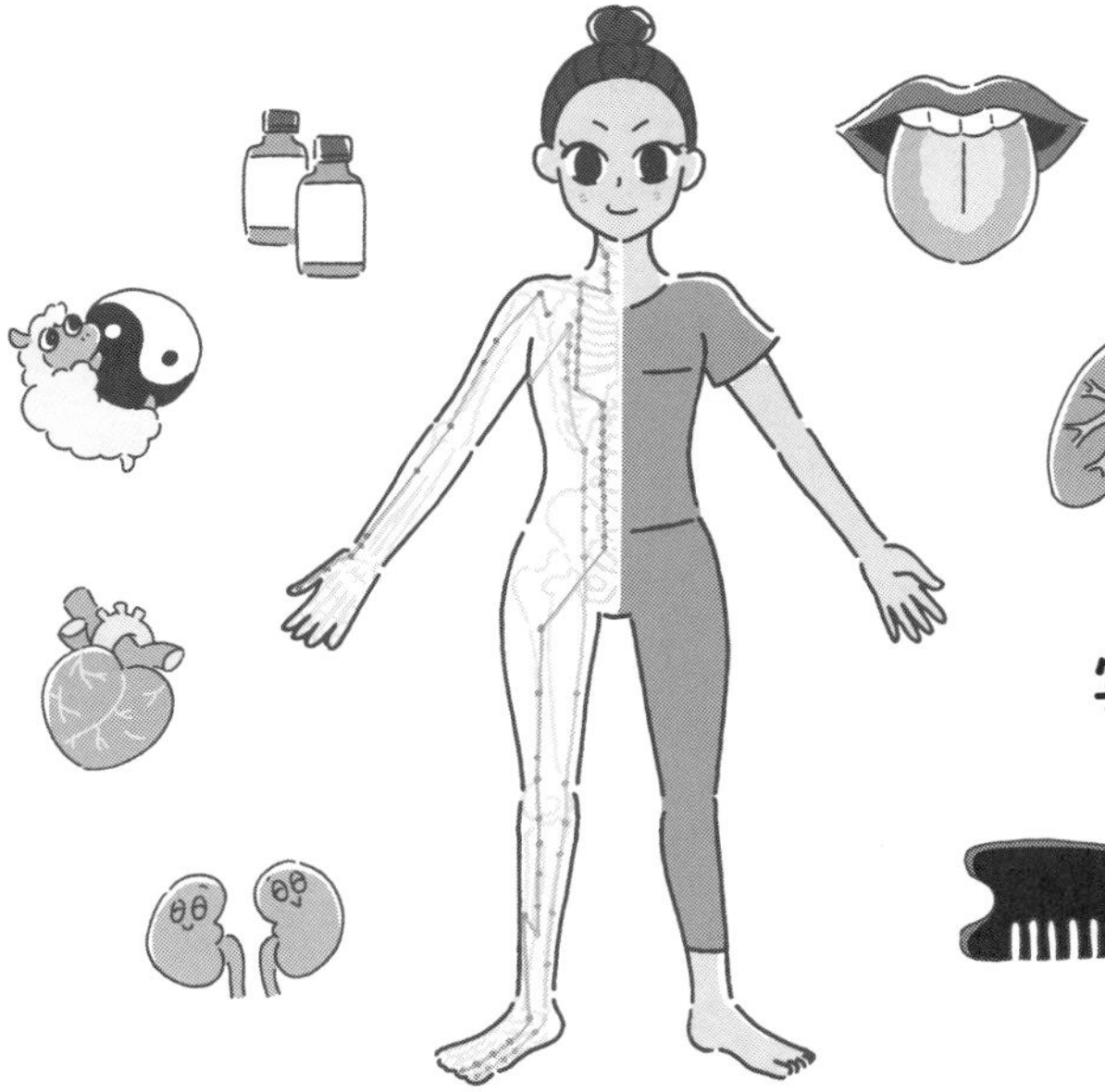

Unyo
雲瑤

BAB JAPAN

はじめに

日本のみなさま、はじめまして。私の名前は雲瑤《うんよう》といいます。雲《うん》は姓、名前は瑤《よう》です。名前には〝美しい玉、純白〟というような意味が込められており、本の中でも詳しく紹介していますが、内モンゴルの首府フフホト出身で、日本に住んで約30年が経とうとしています。

私は中医師であり、中医鍼灸師《ちゅういしんきゅうし》、中国国際推拿按摩師《ちゅうごくこくさいすいなあんまし》、刮痧《かっさ》国際協会会長を務めています。札幌と東京で『漢方養生サロン 香医堂《こういどう》』を主宰していて、漢方精油やオリジナルの漢方薬膳茶の開発や販売も行っています。これまでに約一万人以上のクライアントさんと関わり、中医学の驚異的な力を実感してきました。

また、中医学の基礎や施術等を教える雲瑤刮痧中医学院《うんようかっさちゅういがくいん》の学院長も務めており、日本各地から集まり受講してくださる生徒さんに中医学の魅力を余す所なくお伝えしています。生徒さんの数はこれまでに約四千人以上になり、最近では動物のお医者さんからの要望が急増し、ペットのための中医学講座も精力的に行っています。

私の人生は中医学なしには語れません。中医学が私を成長させ、慈愛の心や志を育ててくれ、生きる使命を教えてくれました。中医学は私の人生そのものです。

この書籍は2020〜2022年までの2年間、雑誌『セラピスト』に掲載させていただいた私の連載をまとめたものです。中医学を初めて学ぶ方、興味関心がある方、自分のサロンに中医学のエッセンスを取り入れてみたい方、セラピストだけでなく暮らしの中で中医学を活かしていきたい方、誰が読んでも中医学の魅力が伝わるようにと工夫をし、気持ちを込めて書きました。今読み返しても、「やっぱり中医学はすごい！」と感じます。

中医学には二千年の歴史があります。一冊でその広さと深さすべてを伝えることは困難ですが、この本が「もっと知りたい！」という欲求、陰陽五行でいうところの〝火〟、心の情熱や喜びのきっかけになれば幸いです。

それでは、悠久の中医学二千年の叡智を巡る旅に出発しましょう！

雲瑶

目次

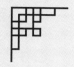

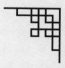

第1章

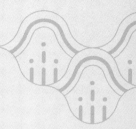

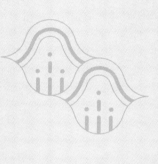

中医学とは何か?

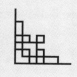

2020年『隔月刊セラピスト』6月号掲載

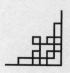

盲目の師匠から教わった心で感じる施術

みなさん、こんにちは！　北海道と東京で中医サロンを運営し、各地で中医学を教えている、雲瑶刮痧中医学院の学院長、雲瑶《うんよう》です。

これから、どんなセラピーを提供しているセラピストさんにも役に立ち、本場の知識なのに難解ではなく分かりやすい、中医学の基礎を本書で紹介していきたいと思います。どうぞよろしくお願いしますね。

中医学を教える前に、これから長い

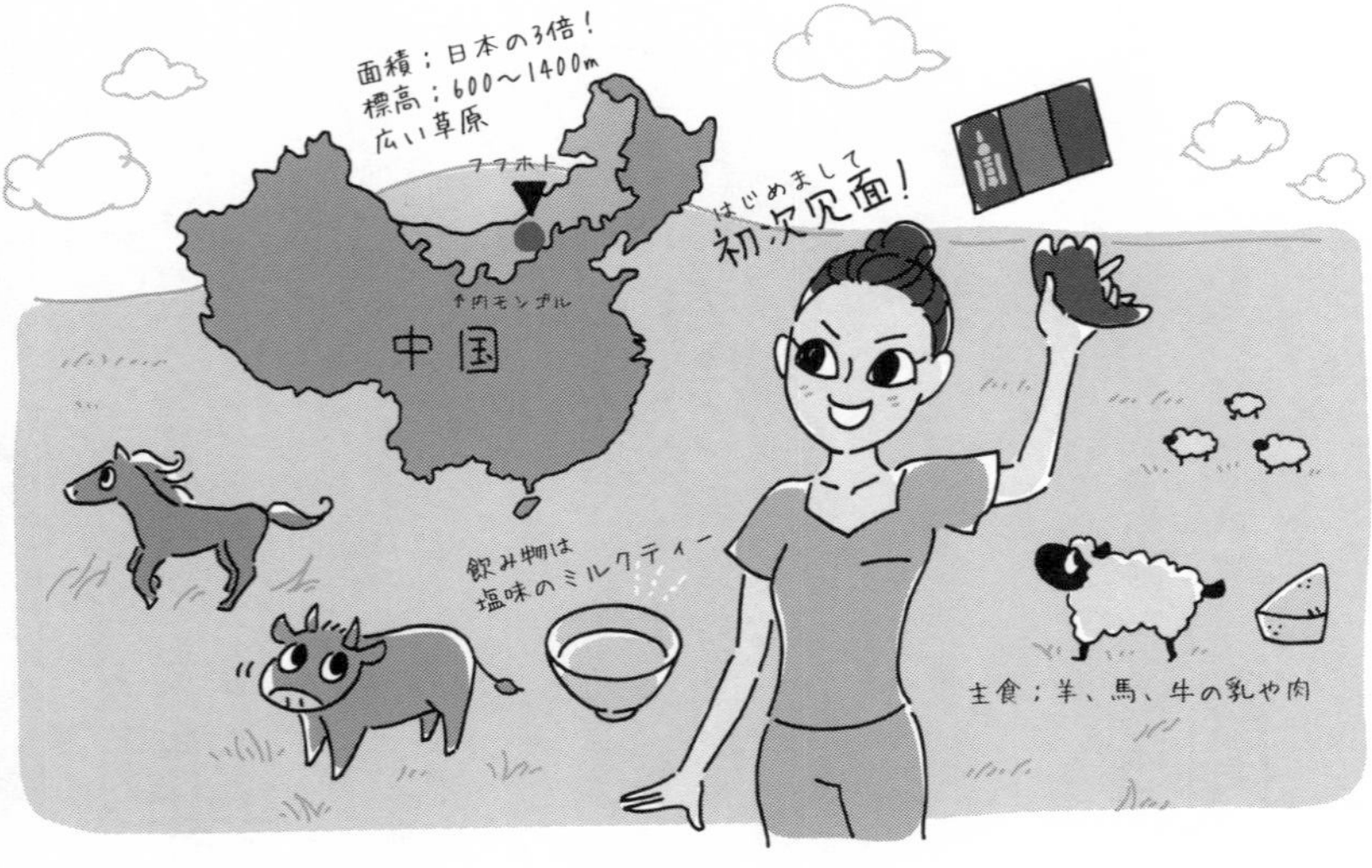
面積：日本の3倍！
標高：600〜1400m
広い草原
フフホト
内モンゴル
中国
初次见面《はじめまして》！
飲み物は塩味のミルクティー
主食：羊、馬、牛の乳や肉

付き合いになると思うので、まずは私の自己紹介をさせてください。

私は、中国領土の北沿いに位置する内モンゴル自治区の首府フフホト市で生まれました。両親は当時、農業大学の草原学部で緑化事業の授業や研究を行っており、とくに母は砂漠の環境に適した種の開発のエキスパートとして忙しく働いていました。その頃の中国は今のように物質的に豊かではありませんでしたから、幼少期は毎日のように草原を駆け回り、夜は満天の星に包まれ、自然の移ろいと共に暮らす生活を送っていました。

私が10歳くらいの頃、母がアメリカに研究を行うために招致され、離れ離れになりました。数年後に帰国した時、中国では人民服が主流でしたが、母はとても美しい色の洋服を着ていて、その姿を見て私は強烈に外国に憧れるようになりました。

色彩や配色に興味を持つようになった私は、美術系の短大に入学。大学に通いながら、日本に留学するために日本語を猛勉強して、試験に合格しました。なぜ日本だったかというと、英語が少し苦手だったからです（笑）。今は日本が大好きなので、あの時に日本を選択したのは神様の導きだと思っています。札幌の大学に入学した後、今の夫に出会い卒業後に結婚しました。

その後、健康に関する仕事に就きたいと思うようになり、モンゴルに戻り盲人のマッサージ師の元に弟子入り。ここで半年学び、中国国際推拿按摩師の資格などを取りました。実は私がここまでセラピストとして歩んでこれたのは、美術を学んでいたことと、盲人の師匠のおかげだと感じています。

美術の学校では、献体の解剖図を描くという授業がありましたから、対象を観察する力、臓器や筋肉等の位置や形を把握する力を既に養っていたことになります。また、盲人の師匠からは、「目で表面的なことだけを見るのではなく、手と身体で会話し、心で感じなさい」と教わりました。目をつぶって施術を行うトレーニングを積む中で、次第に手の平と心で感じる感覚を掴めるようになっていったのです。

こうして、〝対象を見る目・手・心〟の3つの感覚をバランス良く使いながら、日本に帰ってからも数年間修行を積み、30歳になった頃にサロンを開業。約20年が過ぎ今に至ります。

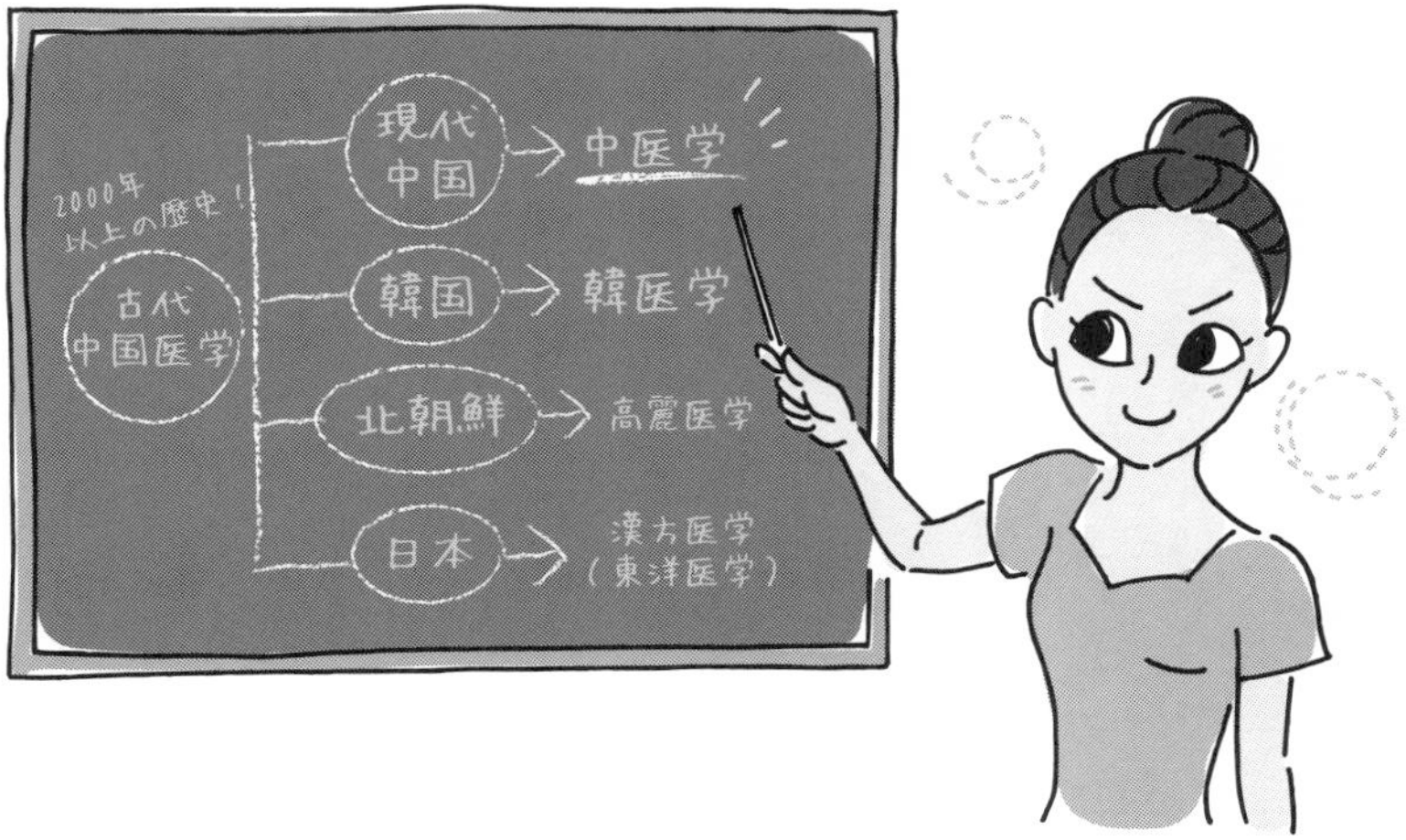

東洋医学は中医学が根源

こんなふうに自分のことを振り返ってみると、「自分は今生でどんな使命があるのだろうか?」ということを改めて思い起こさせてくれますね。実は私は、「中医学を伝えること」を使命だと思っているんです。そう感じるようになった背景には、まさに〝中医学とは何か?〟ということがあります。

中医学は、現代における「古代中国伝統医学」の略称です。紀元前3~4世紀頃に形成されたと言われており、二千年以上の歴史があります。

古代中国伝統医学は日本の漢方医学

の起源となっただけでなく、東アジア地域の多くの伝統医学の起源になったとされています。漢方医学は、東洋医学とも呼ばれており、5世紀頃に日本に伝わり、江戸時代に日本の風土や体質に合わせた独自の発展を遂げ、体系化されました。明治に廃絶されましたが、昭和に入り再び見直されるようになったのです。セラピストのみなさんは東洋医学に馴染みや興味がある方が多いと思いますが、その根源である中医学を知ると、さらに深みが増すのではと思います。

一方で、西洋医学は19世紀頃に発展した近代（現代）医学です。ヨーロッパで発展し、300～400年の歴史があります。日本では150年ほどの歴史があり、解剖から出発して、今では遺伝子まで研究されていますよね。中医学と西洋医学の相違点を次ページのイラストの中に分かりやすく挙げてみましたので、確認してみてください。

私は決して西洋医学を否定しているわけではありません。私自身、過去に子宮筋腫を患ったことがあり、西洋医学にはとてもお世話になっています。けれど、やはり大きな違いがあるとすれば、中医学は大前提として〝陰陽バランスの医学〟であることだと思うのです。

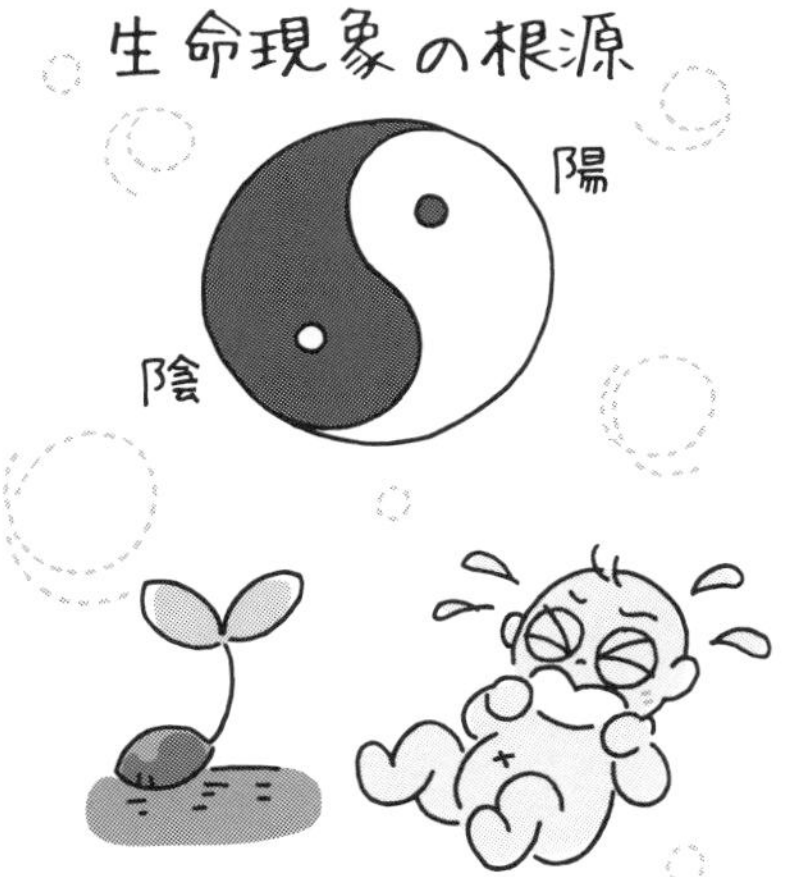

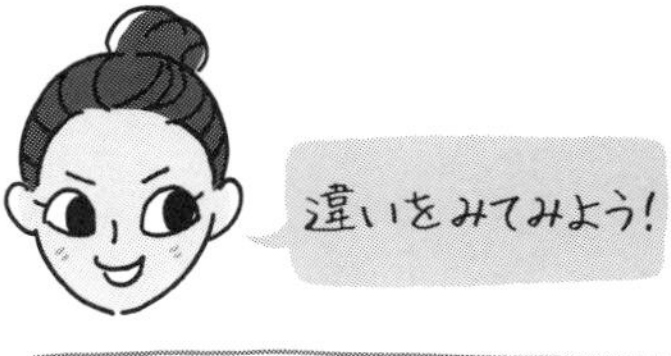

中医学	西洋医学
治療対象：人間	治療対象：疾病
原因を診る	症状を診る
個人差重視	多くの人への効果を重視
全体	局部
天然薬物	合成薬物

陽＝交感神経
陰＝副交感神経

では、この〝陰〟〝陽〟とは何なのでしょうか。

代表的なものとして、陽＝太陽、陰＝月がありますね。ほかにも、陽＝天・男性・火、陰＝地・女性・水などもよく言われている例えです。一度はどこかで耳にしたことがあるのではないでしょうか？

とてもシンプルに陰陽を説明すれば、陰陽とは〝気〟のことです。〝気〟を言葉で説明することは難しいですが、生きているものにはすべてこの〝気〟が宿っています。種を蒔けば芽が出るし、受精したら誕生します。生徒さんによく質問されることに、「石やテーブルにも〝気〟が流れているのでしょうか？」というものがあります。みなさんはどう思いますか？

答えは、「ノー」です。石やテーブルを土の中に埋めても、芽が出てきたりはしませんよね。中医学では、成長や衰退など〝動き〟のあるものに〝気〟が宿っていると定義されています。

この〝気〟には、二つの種類があります。それが陰と陽なのです。相反するものがひとつになって、生命は成り立っています。男性と女性がいなければ子どもはできませんし、太陽と月がないと、地球は成立しません。宇宙を含め、自然界すべての生命現象が、この〝陰陽〟の気で成り立っています。

もっと分かりやすく説明しましょう。陽は太陽のように放射し拡大するエネルギー、陰は月のように内側へ収縮する形です。人という形があって、そこにエネルギーがあるから、人間になります。これは、神経でも例えられます。陽は活動を促す交感神経、陰は休息を促す副交感神経で、太陽と月のように規律正しく働くこの自律神経のバランスが崩れると、病気

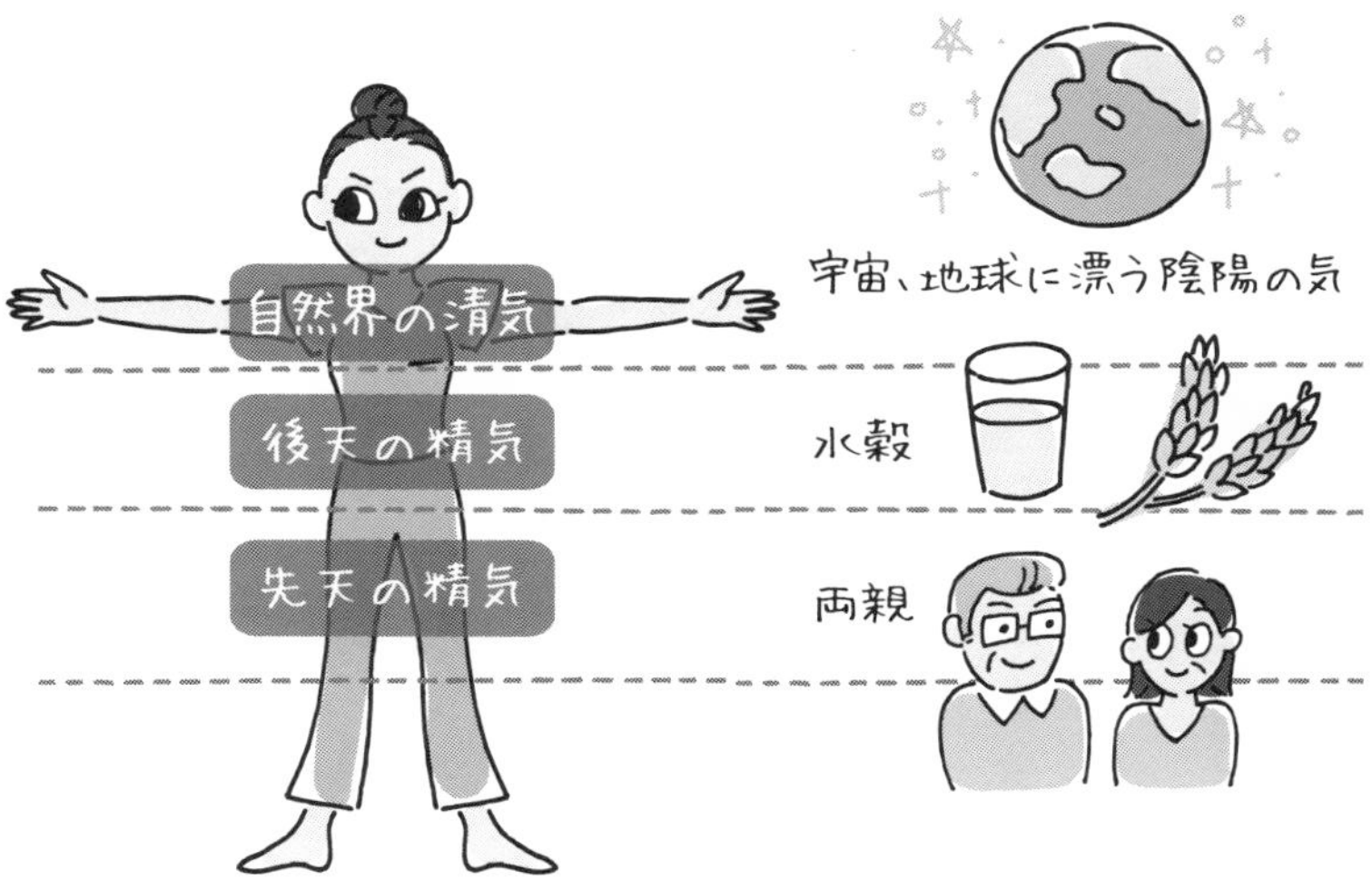

になります。

中医学は〝天人合一《てんじんごういつ》〟、宇宙と人間は一体関係にあるというビジョンで、この〝陰陽のバランスを整える医学〟ということなのです。

こんなに壮大で根源的なことが、遥か昔から言われてきたかと思うと、それだけで私はとても感動してしまうのです。

バランスがとれている安心感

人体の陰陽の〝気〟ですが、「先天の精気」「後天の精気」「自然界の清気」

という3つに分けることもできます。

「先天の精気」とは、父親・母親から受け継いだ精のことです。私は標準よりも体重が少なめで生まれたそうなのですが、泣き声はとても大きかったそうです。両親もパワフルですから（笑）。おかげで、今でも元気！　このように、例えどんな親であったとしても、私たちは父の陽気、母の陰気を半分ずつもらっていて、自分の背後には両親がいて、そこがルーツです。どちらかが欠けていたら、生まれていません。この事実に感謝する気持ちは、忘れてはいけないような気がしています。

「後天の精気」は、水や食べ物など、口にしているもの。そして、「自然界の清気」とは、宇宙や地球に満ちている陰陽の気そのものです。この3つがあって、人間は生命活動を行うことができているのです。

これは、とっても大事なことです。幼い頃、電化製品がない生活をおくっていた時期もありましたが、太陽が昇ったら活動をして、月が出たら休むという自然に沿った暮らしは、正常な陰陽バランスそのものでした。宇宙のリズムを無意識に感じていたし、バランスが保たれていたので安心感がありました。口にするものももちろん無添加です。けれど今、内モンゴルだけでなく、世界的にそのバランスが著しく崩れてきています。

西洋医学は爆発的な進化を遂げています。ですが、人間の元となるもの、精神や心をつくることはできませんよね。中医学は、医学であるとともに、精神や心にも働きかけてくれます。こうしていつからか私は、「中医学を後世に伝えていきたい、残したい！」と思い、実践することを使命だと感じるようになっていったのです。

耳の凍傷回復のために誕生した餃子

中医学には、三大経典というものがあります。この経典が今でも、中医学のベースになっているので、最後に駆け足で紹介しますね。

まず、戦国時代に著されたという『黄帝内経《こうていだいけい》』は、中国最古の医学書。中医学の基礎理論になります。「経」とは変えることのできない規則と摂理であるとされていて、セラピーの学

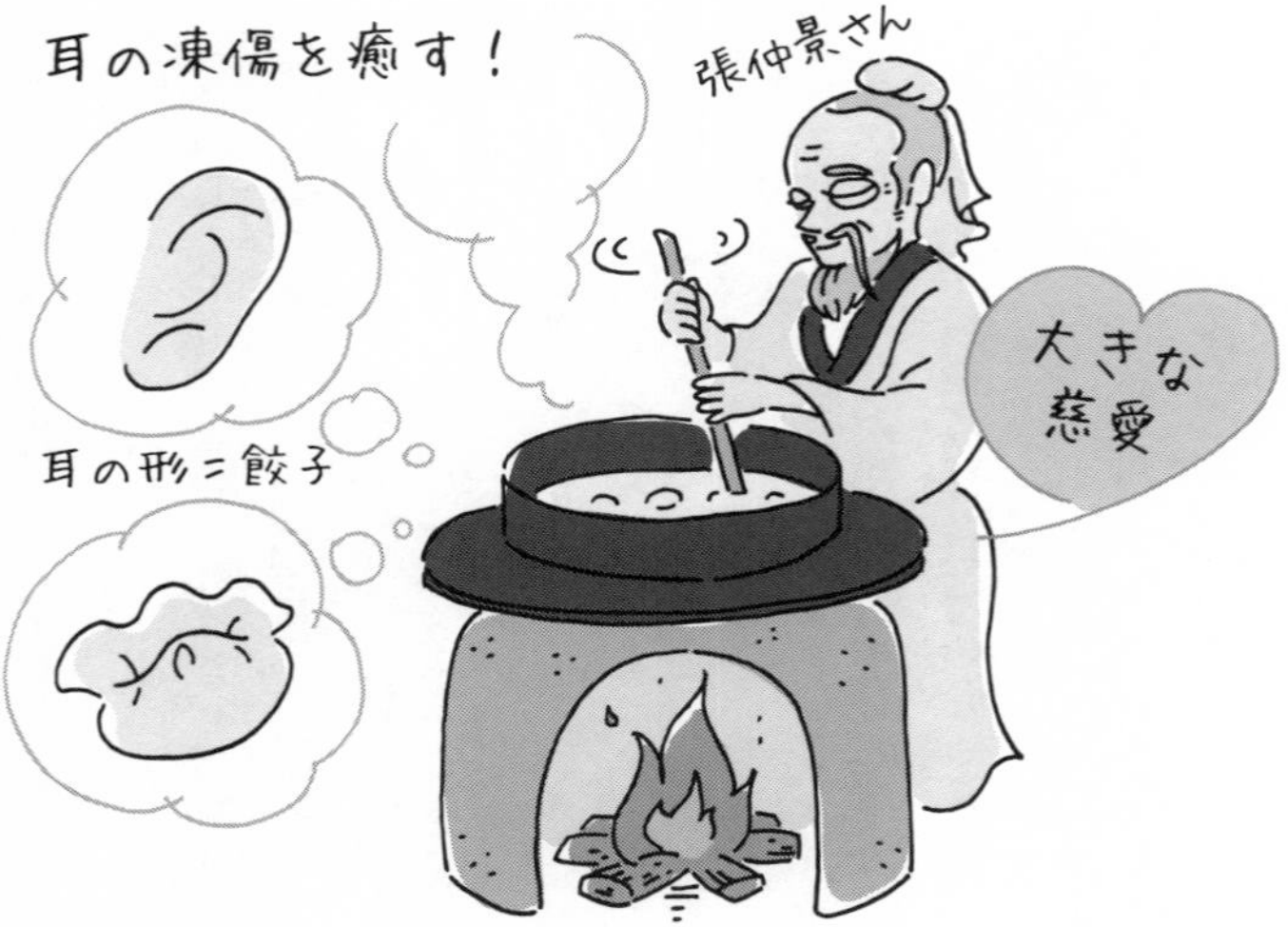
耳の凍傷を癒す！
張仲景さん
大きな慈愛
耳の形＝餃子

びに例えると、教科書や参考書のような役割になります。

２つ目は、『神農本草経《しんのうほんぞうきょう》』。後漢時代に書かれ、３６５品目の薬草や薬物が記載されています。漢方薬の配合の元にもなっていて、これも例えれば、アロマやハーブ、キャリアオイルの事典といった感じですね。

そして３つ目は、後漢の末期に、聖なる医者と呼ばれていた張仲景《ちょうちゅうけい》さんが記した『傷寒雑病論《しょうかんざつびょうろん》』です。これは実践をまとめたもので、投薬法や効果などが書かれています。これもセラピーの学びで例えれば、実際のトリートメント法などが紹介されているようなイメージです。

どの経典も大事なことが書かれていますが、中でも『傷寒雑病論』を記した張仲景さんの逸話は、現代を生きる私たちのセラピストマインドにも通じているような気がします。

張仲景さんは優れた医術の持ち主で、どんな人にも分け隔てなく真摯に応対する道徳家でもありました。ある時、故郷の河南省に帰った彼が目にしたものは、戦争で飢えと寒さに苦しむ民衆の姿でした。食べるものも少なく、暖かい衣服も身に着けられずにいたので、本来は身体の中で一番熱を持つ頭部の耳までも、凍傷にかかっていたそうです。

心を痛めた張仲景さんは、身体を温める作用がある羊肉、生姜、桂枝（シナモン）、唐辛子などを大きな鍋で煮て薬膳スープを作り、取り出した具を刻んで小麦粉で包み、スープに入れて冬至からしばらくの間、民衆にふるまいました。すると、身体の中から温まり、次第に血色が良くなり凍傷が回復したのです。

この時、耳を治療するため耳の形に似せて具を包んだため、このスープは『祛寒嬌耳湯《きょかんぎょうじとう》』

と呼ばれ、現在の餃子の由来となりました。中国の東北地方は今でも、冬至に餃子を食べる習慣が続いており、日本でも、餃子は栄養豊富な完全食だと言われているんですよ。

✿医者仁心

張仲景さんは、知識や技術だけでなく、中国語で〝仁〟、相手に対して慈悲心を持っていたから、人を癒すことができたのだと思います。

中医学は医者仁心、〝愛〟の医学でもあります。

あなたの中で、慈悲や愛とはどういうものですか？　きっとそれは、国籍や国境を超えるものでしょう。そして、それこそが治療の要になると、中医学は伝えています。

書籍版オリジナル
各章のまとめ&コラム

第1章まとめ

●中医学は古代中国伝統医学の略称

●紀元前３～４世紀頃に確立し、二千年の歴史がある。5世紀頃に日本に渡り、漢方医学（東洋医学）の起源となった。他にも、韓国の韓方医学など、東アジア地区の伝統医学の元になったとされている。西洋医学は19世紀頃ヨーロッパで確立され、日本では150年程の歴史がある。

●中医学の大前提は「陰陽バランスの医学」。陰陽とは、シンプルに説明すると「気」のこと。生きているものにはすべて「気」が流れている。石やテーブルには「気」は流れていない。

●「気」には２種類あり、それが陰陽。「陽」は太陽のように放射するエネルギー、「陰」は月のように収縮するエネルギー。代表的な例では「陽」は男性、「陰」は女性、「陽」は活動を司る交感神経、「陰」は休息を司る副交感神経など。相反するものがひとつになることで生命は成立している。このバランスを整えるのが中医学の目的。

●中医学には最古の医学書『黄帝内経《こうていだいけい》』、365品目の薬草や薬物が記載されている『神農本草経《しんのうほんぞうきょう》』、投薬法や効果が記されている『傷寒雑病論《しょうかんざつびょうろん》』の三大経典がある。

Column

鳥肌が立つくらい凄い『黄帝内経《こうていだいけい》』

第1章の中でも紹介した中国三大経典のひとつ『黄帝内経』は、中国最古の医学書です。紀元前200年頃に編纂され、二千年以上の歴史があります。伝説上の帝王とされる黄帝が、その臣下であり医家である岐伯《ぎはく》と他6名の医師に問いかけ、それに答える形で書かれている『素問《そもん》』と、臨床に重きを置いた『霊枢《れいすう》』とを併せて『黄帝内経』と呼ばれています。

“昔の人は100歳を超えても衰えず、子ども産むことができたと聞いたが、なぜ今は50歳くらいで衰え、若くして死んでしまうのか？”という黄帝の問いから始まっており、それに対して岐伯は、「養生の仕方がそれぞれ違うため寿命が違います。昔の人は陰陽の流れに従って身体ができており養生を心得ていました。けれど今の人たちは養生が分かっていない。だから寿命が減り死んでいくのです」と答えています。つまりまず大事なのは“養生”だということを、冒頭からダイレクトに伝えているわけです。凄いですよね！さらに、どんな病気になりやすいとか、人間の25種類の性格が的確に書かれていたり、毎回、読んでいて鳥肌が立ってしまいます。医学だけでなく心理学や占い、セラピーに関係する原点が『黄帝内経』の中にあります。

ぜひ一度、手にとってみることをおすすめします。きっと人生観が変わると思いますよ。

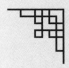

第２章

陰陽五行を感じてみよう！

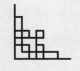

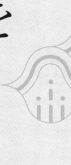

2020年『隔月刊セラピスト』8月号掲載

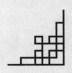

季節や気候と関係する陰陽五行学説《いんようごぎょう》

広大な大地が広がる内モンゴルの気候は、少ない降水量と、冬は凍るような寒さが特徴です。夏は暑すぎず、平均気温は大体16〜27℃。今、私が住んでいる北海道も夏はそこまで暑くはありませんが、最近は異常な暑さが増えているなと感じています。

私は夏になると生姜やシナモンなどを積極的に摂って、汗をたくさんかくようにしています。なぜかというと、中医学には「冬病夏治《とうびょうかち》」と言われている、冬に起こりやすい呼吸器系疾患、皮膚

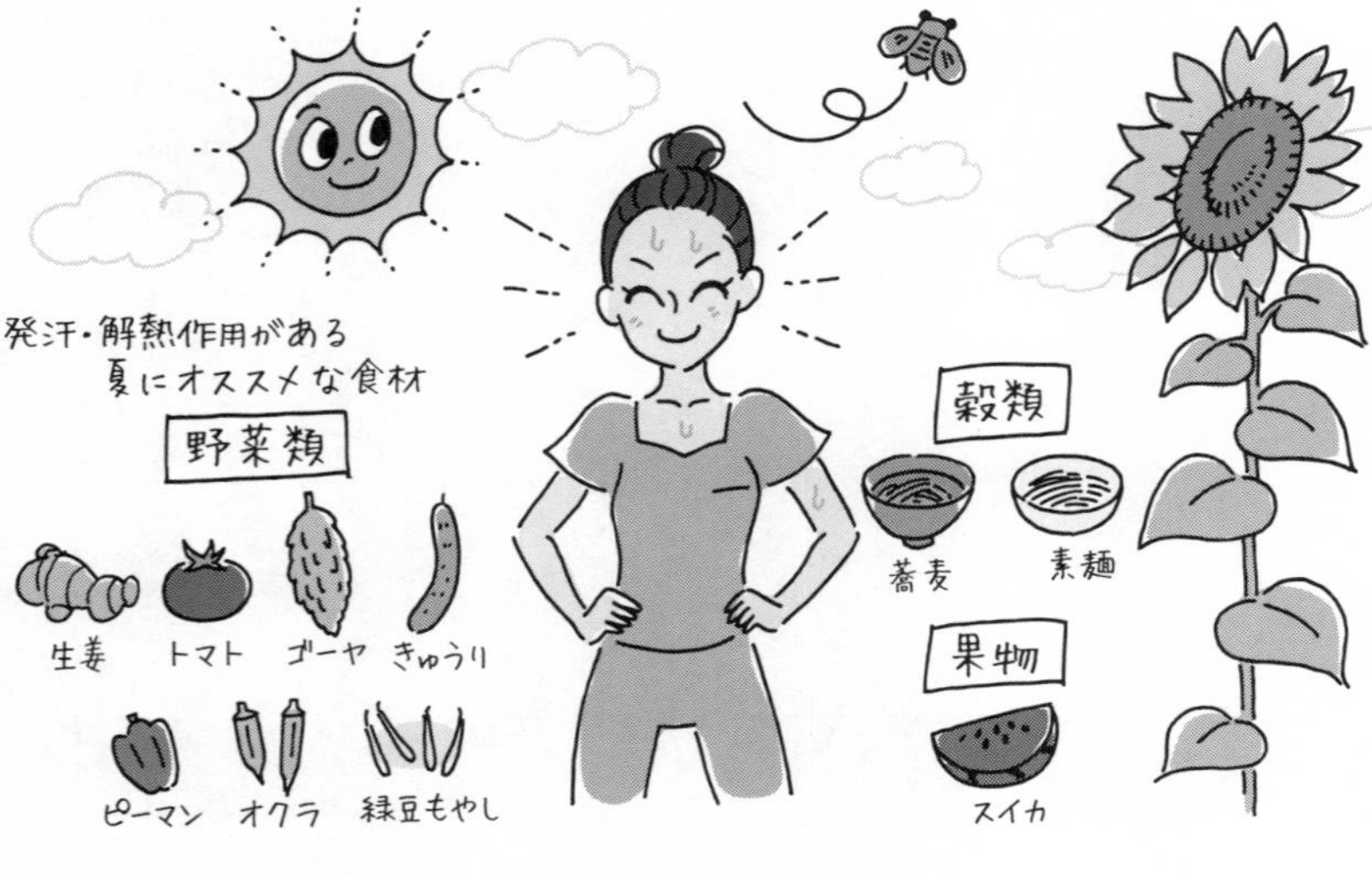

や女性特有のトラブルを〝夏にとことん発汗して冷えを追い出し予防する〟という考え方があるからです。

中国では、夏になると生姜などの生薬を湿布に浸して、ツボに貼るという養生法があるくらいなんですよ。ですから、冷えを感じやすい方は、夏でも温かい飲み物を飲み、解熱作用のある夏野菜もカレーなどにして食べることをおすすめします。

さて、第1章では〝中医学とは何か〟ということをお伝えしましたが、2章のテーマはこの夏の暑さなど、季節や気候とも関係が深い〝陰陽五行学説《いんようごぎょうがくせつ》〟についてお話ししたいと思います。

この〝陰陽五行学説〟は今、クライアントがどういう状態で、どのような施術や食養生が必要なのかを診立てるための〝弁証論治《べんしょうろんち》〟に深く関わる考え方なので、ここを理解していくと、施術だけでなく、日々の暮らしの中でもシンプルに中医学を活かすことができるようになっていきます。

では、古代中国にタイムスリップした気持ちで、陰陽五行を感じていきましょう！

✤偉大な先人達の自然界観察

〝陰陽五行学説〟とは、その名の通り「陰陽学説」と「五行学説」から成り立つ古代中国の自然哲学であり、宇宙観です。まずは中医学の大元となる、「陰陽学説」からみていきましょう。

陰陽とは〝気〟のことで、〝気〟は陽気と陰気の二種類に分けられると前章でお伝えしましたが、これは元々、中国の先人達が自然界を観察して気がついたことだと言われています。

まず初めに目についたのは、太陽と月だったそうです。太陽は朝出て夕方に沈み、月は夜に出て昼間は見えません。互いにまったく真逆の性質を持ち、そして、どちらか一方だけでは世界は成立しません。このような観察から、〝陰陽観〟が生まれました。そしてこの陰陽観が、万物すべてのものの中に見出されるようになっていきました。

代表的な陽の気は、太陽・天・外・昼・火・春夏・男・暑い・明るい・動きなどで、一方の陰の気は、月・地・内・夜・水・秋冬・女・寒い・暗い・下降・静止などです。

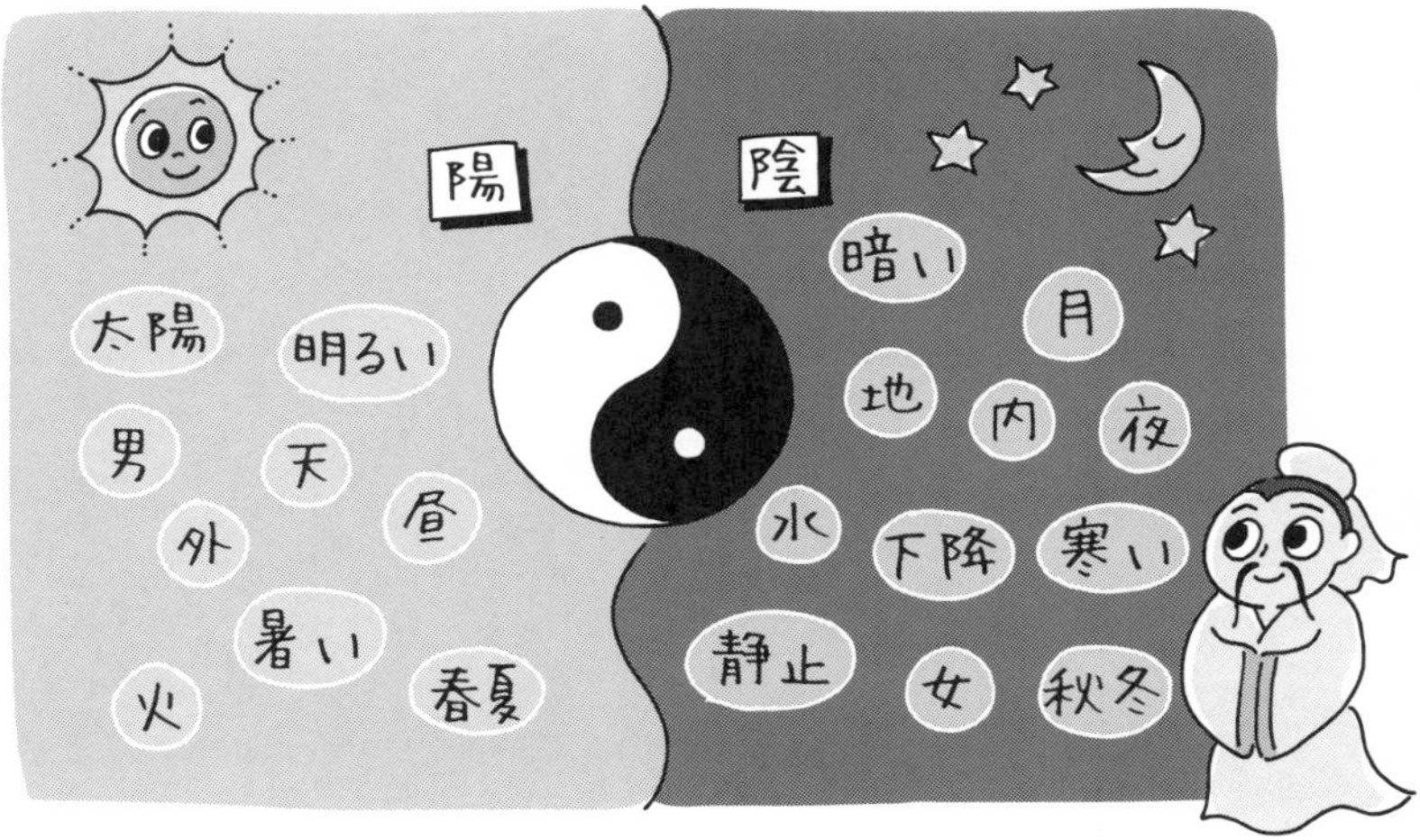

お気づきの方もいるかと思いますが、陽は上昇するイメージのもので、陰は下降をイメージさせます。中国の思想では、次のような話も伝えられているんですよ。

世界がまだ何もなく混沌状態だった頃、次第に光に満ちた明るい清気が上昇し天となり、重く濁った気が沈み地ができた、というものです。

ここで、上の〝陰陽太極図〟をみてください。白い部分が陽を、黒い部分が陰をあらわしていて、二つ併せて宇宙をあらわしています。生命あるものはこの正反対の二つの質、陰陽の気を併せ持ち、調和することで成り立っていることを教えてくれる図です。

そして、太極図の「太」という文字には、〝大きなものから小さなものまで、すべての根源〟という意味があって、宇宙から一本の草までがこの陰陽でできていると示しています。植物も、動物も、そして人間も、陰陽から生まれ、陰陽を持つ仲間なんですね。

❀春夏秋冬と陰陽の気

次は、この陰陽の考え方を季節でみていきましょう。

中医学では、春は「少陽《しょうよう》」とされています。陽の気が増え始め、植物は芽を出し、草は伸び花が咲き、気持ちの良い風が吹きます。春はすべてのものが生まれる季節です。大人になるとその感覚を忘れてしまいがちですが、幼少期はまさに、陰陽と遊んでいたとも言えます。私の子どもの頃の春の遊びといえば、色紙で風車《かざぐるま》を作り、風を感じて遊ぶことでした。

夏は「太陽《たいよう》」で、陽そのものです。植物はすくすく成長し、暑く、生命エネルギーに満ち

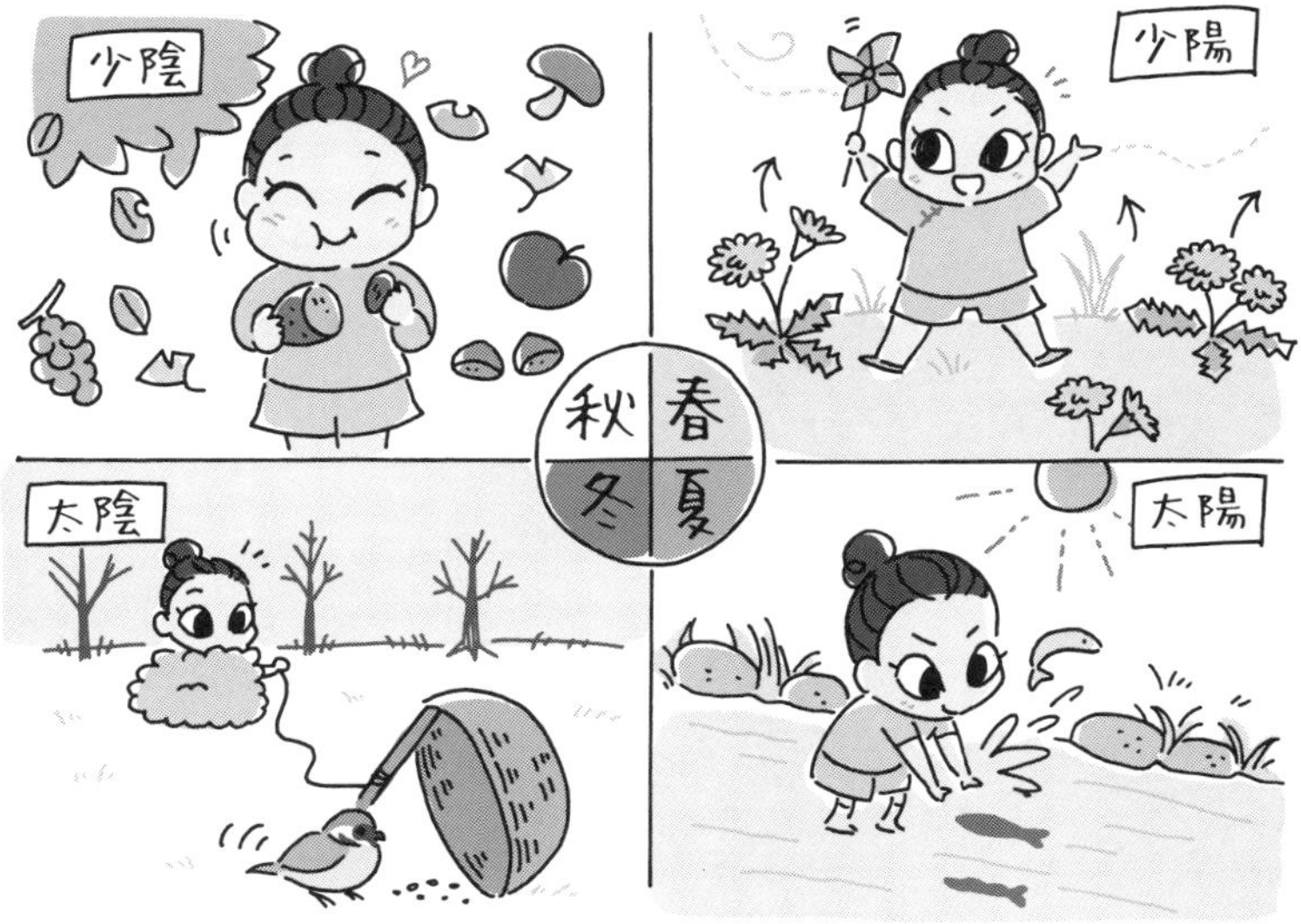

溢れています。夏になると気持ちが大きくなり、ワクワクする人も多いのではないでしょうか。夏はよく川に行き、魚を捕まえて遊んでいました。

秋は、「少陰《しょういん》」です。陰の気が増え始め、草木はこれ以上成長はせず、実りの秋を迎えます。日も次第に短くなり、虫たちの姿も少なくなります。農業大学の敷地内に住んでいたので、秋はサツマイモや玉ねぎなどが家に届くことも多く、美味しくて満腹な、食べ物の思い出が多い季節です（笑）。

冬は「太陰《たいいん》」で、陰そのものです。日照時間は少なく、寒く、植物や動物はエネルギーを内側に溜め、次の季節に蓄えます。夏は外にエネルギーが放出される感覚がありますが、冬は自分の内側に入り、じっくり自分自身を感じる季節でもあるのです。冬は、スズメを罠にかけて獲ろうとしたり、スキーやスケートを楽しんでいました。

一年を二十四等分した「立春」や「夏至」などの二十四節気、さらにそれを細かく分けた「春風解凍《はるかぜこおりをとく》」や「桃始笑《ももはじめてさく》」などの七十二候も古代中国で考案されたもので、陰陽の気の状態をあらわしたものです。

このように一年を通して陰陽の気は変化し、バランスをとり、転化しています。

何となく、陰陽の気の感覚が掴めたでしょうか？

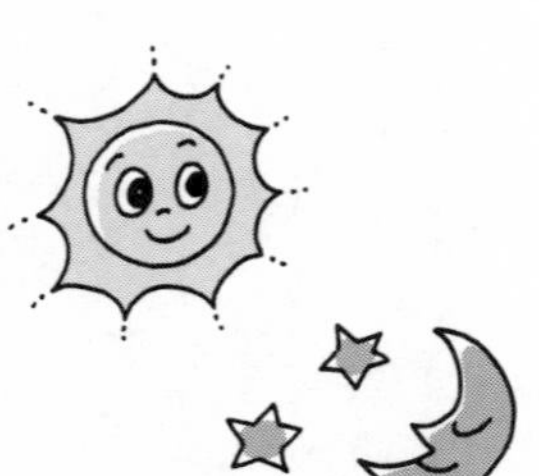

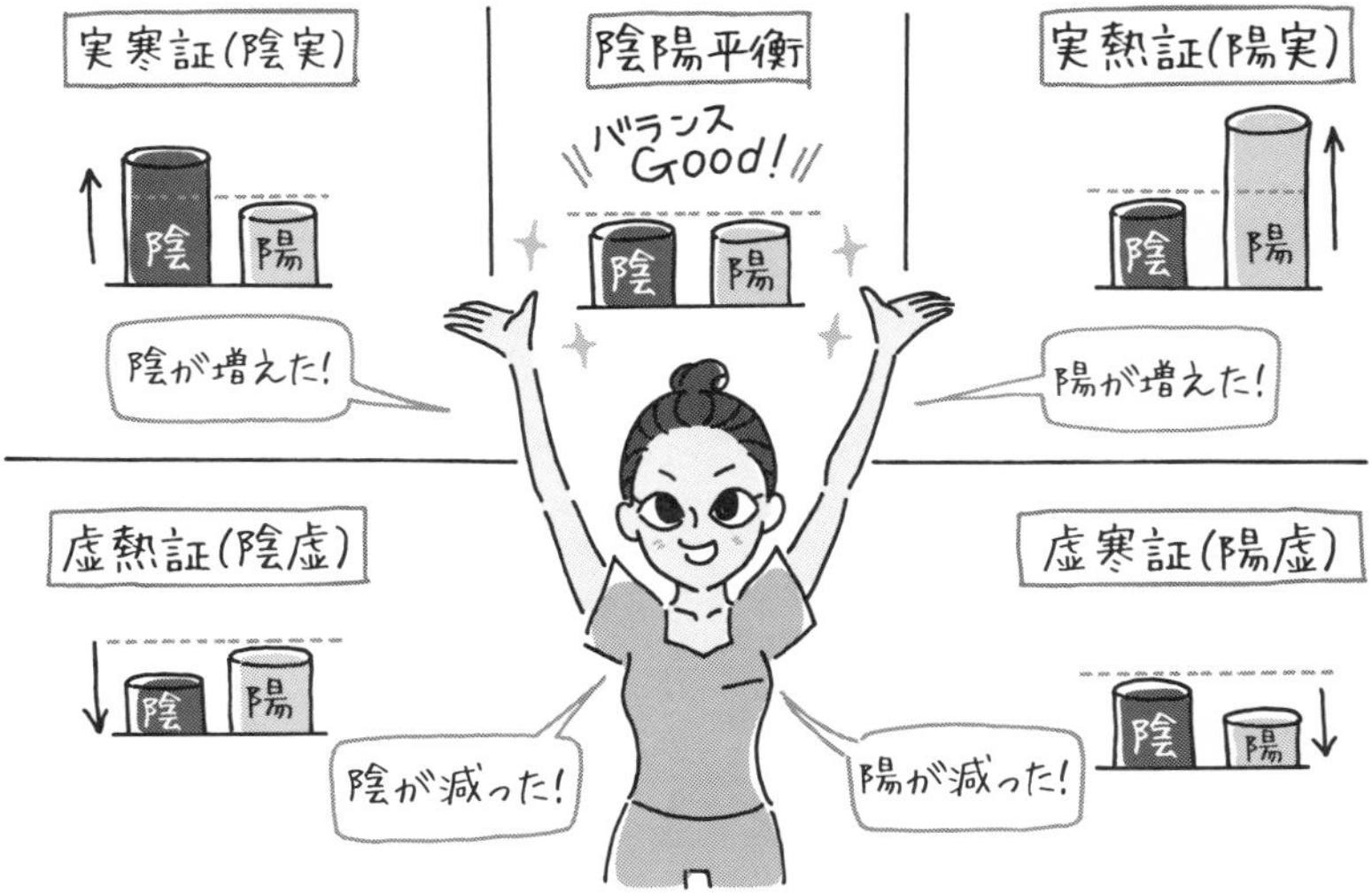
実寒証(陰実)
陰陽平衡
実熱証(陽実)
バランスGood!
陰
陽
陰
陽
陰
陽
陰が増えた!
陽が増えた!
虚熱証(陰虚)
虚寒証(陽虚)
陰
陽
陰
陽
陰が減った!
陽が減った!

更年期症状は陰血が減ることが原因

では、中医学での病気の原因を、身体の中の陰陽で説明していきますね。

上の「陰陽平衡《いんようへいこう》」という図は、心身の陰陽のバランスがとれた状態です。

このような状態が理想ですが、両親から譲り受けた先天の精気の影響、そして口にした食事や、季節感を無視した生活などによる後天の精気の影響により、陰陽の気はアンバランスになり、日々の体調不良が起こります。それをあらわしているのが前ページの４つの図です。

陰が旺盛になった「実寒証《じっかんしょう》(陰実)」では、陰が陽に勝っているため、水を欲しがらない、寒がり、脈が遅い、お腹が冷える、泥状便、尿が薄く色が薄いなどの症状がでます。原因は生ものや冷たい物の摂り過ぎが考えられます。

反対に陽が旺盛になった「実熱証《じつねつしょう》（陽実）」では、陽が多いため顔色が赤く、暑がりで落ち着きがなく、呼吸が粗く口が渇き、便秘がちで冷水を飲みたがる傾向にあります。原因は食べ過ぎ、濃厚な味の食べ物の摂り過ぎなどです。

陰が不足している「虚熱証《きょねつしょう》（陰虚）」では、冷えのぼせ、喉の乾き、めまい、耳鳴り、異常発汗、情緒不安などの症状が出て、原因はホルモンバランスの変化などが考えられます。また、陰＝血とされているので、陰血が不足している状態であるとも言えます。

陽が不足している「虚寒証《きょかんしょう》（陽虚）」では、顔面蒼白、冷え性、四肢がいつも冷たい、静を好む、下痢気味、身体を縮こませて眠るなどがみられ、原因は先天の陽の気の不足や栄養失調、疲労、老化などが挙げられます。

例えば「虚熱証《きょねつしょう》（陰虚）」は、私も今その時期に差し掛かっていますが、更年期の状態と言えます。元々の女性ならではの陰＝血が年齢と共に減り、陰陽のバランスが崩れ不調が出るわけです。ですから、陰血を補う食事や養生が必要になります。また、発育や成長がのんびりな子どもは、先天の陽気が不足している「虚寒証《きょかんしょう》（陽虚）」である可能性も考えられます。この場合も食事や環境などで、陽の気を補うといいでしょう。

では、何をどのようにして補ったり、減らしたりすればよいのでしょうか？

ここで必要になるのが「五行学説」です。

日常生活に欠かせない 木火土金水

「五行」もまた、先人達の自然界観察から生まれた概念です。

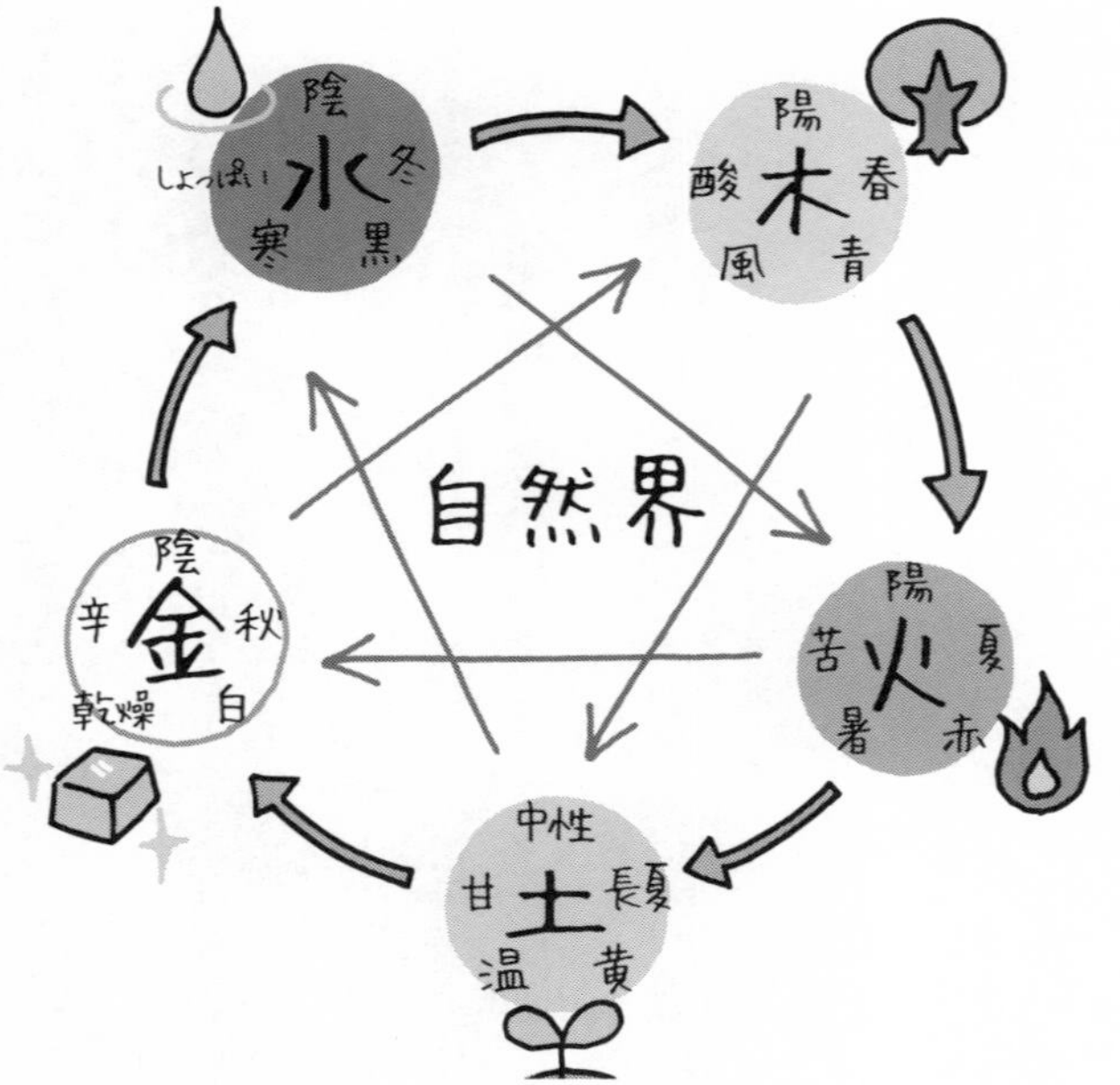

日々の暮らしの中で、日常生活に欠かせない物質、五つの材料＝木・火・土・金・水が自然界を構成していると考え、それらがとれる季節、環境、性質、用途、相互関係、変化までを観察し、形成された思想だと言われています。

そしてその概念は、小さな宇宙である、人体の中にも見出されました。

まずは、「木」です。幹や枝は上へ、外へと伸びていき自由自在です。この特性を持つも

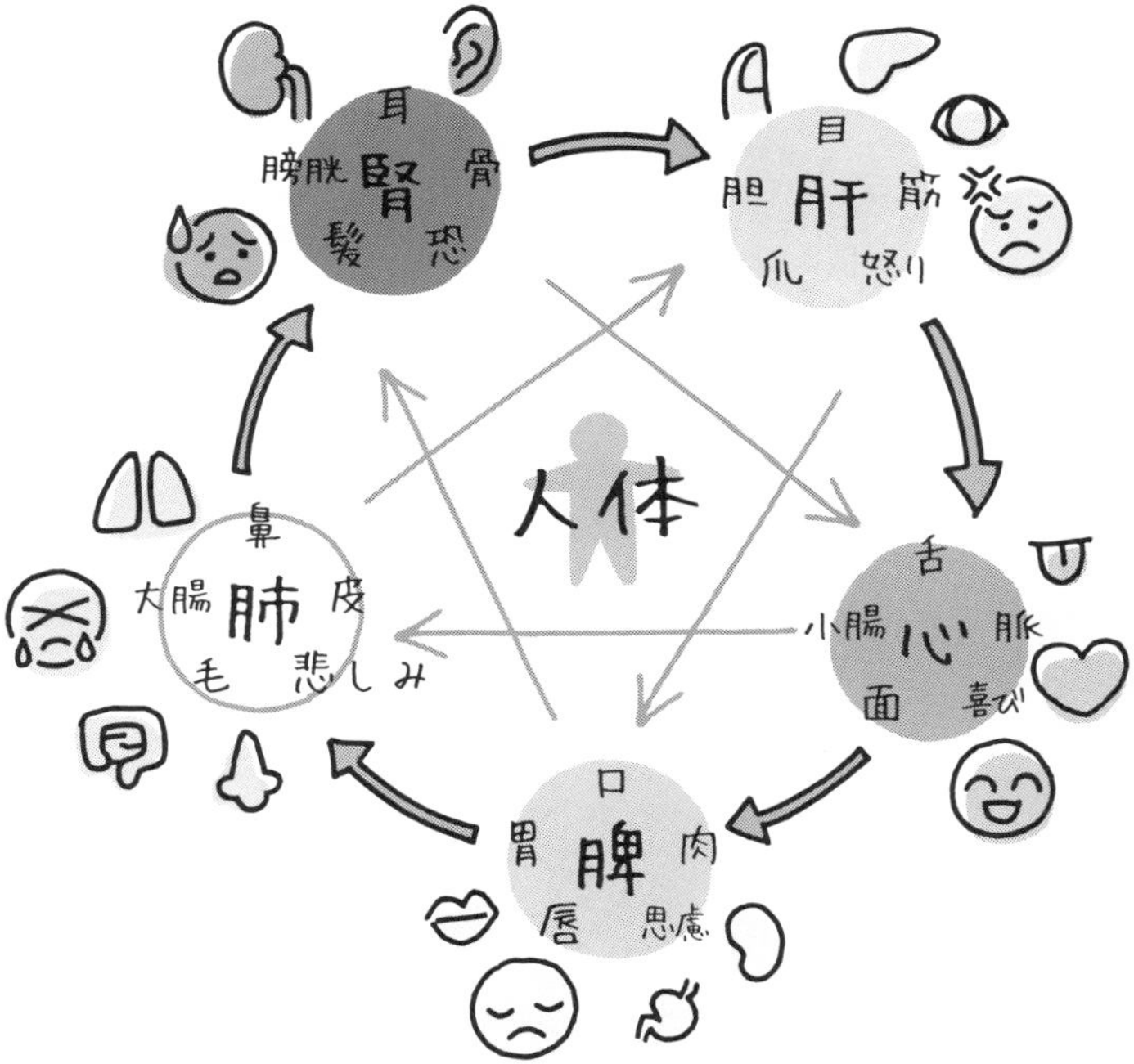

のが、「木」行に属します。陰陽でいうなら陽で、春・風・青色・味でいうと酸味などが属します。

臓器は「肝《かん》」で、生命力が強く、目・筋・爪などを司ります。抑圧を嫌い、「肝」が弱ると目や爪、神経に異常があらわれ、怒りをコントロールできなくなるなどの症状がでることがあります。

続いて「火」です。「火」は陰陽なら陽で、夏・暑・赤色・苦みなどが属しています。

メラメラと燃えるような、熱く明るく、上昇するような性質を持ち、気血を循環させ、身体を温めます。

臓器でいうと「心」で、喜びを司り、不調があると舌・脈などに異常が出て、心臓麻痺や脳溢血などの循環器系を患うことがあります。

「土」は大地です。万物は大地から生まれ大地に還るので、受け入れるという性質があります。陰陽なら中性を示し、湿気・黄色・甘みなどが属します。

臓器は「脾」で、不調があると物事をくよくよ思い悩み、唇や口などに症状が出やすくなります。

金属や鉱物である「金」は、硬く収斂し、他のものを変化させる特性があります。陰陽ならば陰で、秋・乾燥・白色・辛みなどが属し、臓器は「肺」。「肺」が弱ると呼吸器系に異常があらわれ、悲しみに溺れてしまいます。

最後は、「水」です。冷たく潤いがあり、陰陽なら陰で、冬・寒・黒色・塩辛い味などが属します。臓器は「腎」で、「腎」には親から譲り受けた先天の精気が宿るとされています。「腎」

が弱ると耳や腰に不調が出やすく、膀胱炎になりがちになります。また、必要以上に恐怖を強く感じ、神経質で臆病になる傾向があります。

五行の元素はお互いを助け合い、抑制し合い、バランスをとっています。どこかが強すぎたり弱すぎたりする状態が長く続くと、バランスが乱れ、心身に異常があらわれ始めます。

中医学は完全オーダーメイド

基本的な五行の特性を駆け足で紹介しましたが、いかがでしたか？

ここで大事なことは、丸暗記ではなく、自分自身が日々の暮らしの中でこの五行の五元素を感じながら生活してみることです。私は自然に関する詩を書くこともあるのですが、一致した時は感動しますし、「なるほど！」という嬉しい理解が次々にやってきます。

先ほど、私には更年期症状があり、「虚熱証（陰虚）」だとお伝えしました。その診断にプラスして、五行も細かく診ていきます。不調が出ている部位、感情、好む味付け、さらに年齢、生育環境、日々の食事やライフスタイルなども考慮して、トータルでオーダメイドな診断を下していきます。

今の私に必要なものは、補血《ほけつ》と滋陰《じいん》。補血効果のあるトマトなどの赤い食べ物や、五行でいうと「水」の要素が必要になります。黒豆や小豆を入れて炊いた玄米ご飯、陽を抑え滋陰効果がある「金」の白色の食べ物、豆乳や白キクラゲなども摂っています。陽気が増える夏は体調不良になりやすいので、清熱作用のある旬のものを食べることも大切です。

ぜひ、陰陽と五行の感覚を生活に取り入れてみてください。〝心身調和〟への第一歩になるはずです。

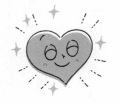

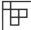

第2章まとめ

●「陰陽五行学説」とは、「陰陽学説」と「五行学説」から成り立つ古代中国の自然哲学であり宇宙観。先人達の自然観察から生まれた概念である。

●「陰陽五行学説」を理解することで、クライアントにどのような施術や食養生が必要なのかを診立てたり、日々の暮らしに中医学の叡智を活かすことができるようになる。

●「陰陽学説」では、「陽の気」と「陰の気」のバランスを主に診る。陰が旺盛になっていたら「陰実」、不足していたら「陰虚」、陽が旺盛になっていたら「陽実」、不足していたら「陽虚」の状態。「陰陽平衡」の状態を目指す。

● 陰陽の気を調和させるために、何を減らしたり補ったりしたらよいかを教えてくれるのが「五行学説」。

●「五行学説」は日常生活に欠かせない物質、五つの材料＝木・火・土・金・水が自然界を構成していると考え、それらがとれる季節、環境、性質、用途、相互関係、変化までを観察し、形成された思想。その概念は小さな宇宙である人体の中にも見出された。

● 木＝陽、春、風、青、酸、肝、胆、怒、目や筋、爪
● 火＝陽、夏、暑、赤、苦、心、小腸、喜、舌や脈
● 土＝中性、長夏、湿気、黄、甘、脾、胃、思慮、唇
● 金＝陰、秋、乾燥、白、辛、肺、大腸、悲、鼻や皮膚
● 水＝陰、冬、寒、黒、塩辛、腎、膀胱、恐、耳や骨

Column

竹に書かれた物事の本質

中医学といえば「五行」の図が真っ先に浮かぶ方も多いのでは？もの凄く深くて、そして広大な叡智ですよね。陰陽の移り変わり、自然のリズム、色、臓器、人体、感情 etc…すべてのことが網羅されているので、一生かけて探求できるものだなぁと感じています。「陰陽」ももちろんですが、「五行」の概念を見出した先人達の叡智と観察眼には感服してしまいます。そしてこの「陰陽五行学説」も『黄帝内経』の中に書かれています。

元々の『黄帝内経』は、竹を板にしたものなどに書かれ残されていました。紙がない時代でしたから、少ない文字で物事の本質のみが伝えられています。だから一文字に様々な意味が込められています。また、中国語は象形文字ですから読んでいると絵が浮かぶような感じがあるし、文字が少ないので想像する余地がたくさんあります。

今、私たちが手にしている『黄帝内経』は唐代中期に王冰《おうひょう》が再編し、紙の本にしたものです。かなり分かりやすく解釈していますが、原文は黒字、加えた箇所は赤字にし、書き分けてくれています。そこに歴代の中医師などの色々な注釈などが加わり、今では様々な解釈の『黄帝内経』にまつわる書籍が出版されています。漢字が難しいと感じるかもしれませんが、ぜひ原文を目にしてみてください。文字から受け取るものが必ずあるはずです！

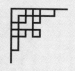

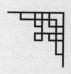

第３章

生命の通り道
経絡学説①

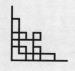

2020年『隔月刊セラピスト』10月号掲載

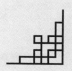

秋冬養陰《しゅうとうよういん》には杏仁ミルクがおすすめ！

第2章では、夏の養生について少しお話ししましたね。夏が終わり、秋の気配が感じられるようになる頃、暑さが和らぎホッとすると共に、私は少し寂しい気持ちにもなります。

秋は陰陽でいうと陰の気が増えてくる時期。外側に向っていたエネルギーが内側に向かい始め、自然も動物も人間も、動から静のモードへと移り変わっていきます。

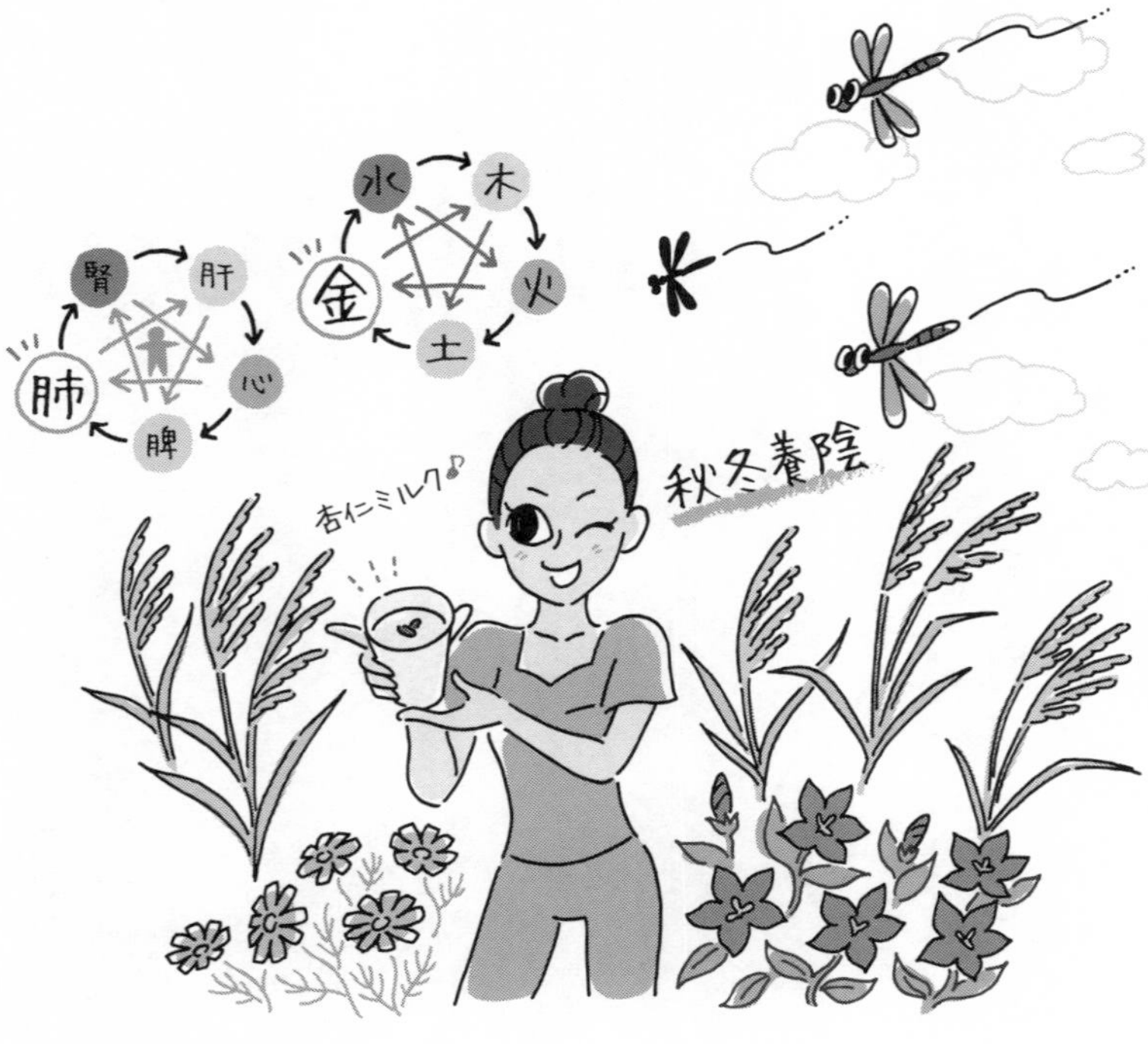

中医学には「春夏養陽《しゅんかようよう》」「秋冬養陰《しゅうとうよういん》」といって、春夏には陽を、秋冬には陰を取り入れて養生しようという意味の言葉があります。また、この時期は「秋燥《しゅうそう》」と言って、皮膚の乾燥や空咳が起きやすくなる時でもあります。

陰陽五行学説に沿って考えると、人体の陰を養生するためにおすすめな秋の食べ物は、「肺」に対応している白い食べ物。大根、蕪、秋梨、百合根などのほかに、杏仁ミルクも一押しです。杏仁は「肺の生薬」とも言われており、実際に杏仁ミルクを飲み始めたら、呼吸器系のトラブルが改善したという方もいらっしゃいました。秋になったら〝食欲の秋〟を楽しみつつ、人体の陰を養生してみてくださいね。

さて、第3章のテーマは〈経絡学説《けいらくがくせつ》〉です。中医学を学び、取り入れていく上でとても大切なポイントとなるので、2回に分けて詳しくお伝えしていきたいと思います。

全身に張り巡らされた生命の通り道 経絡

突然ですが、みなさんは生きていく上で、人体にはどのようなものが不可欠だと思いますか?

酸素や栄養？
それとも太陽の光？
私たちを生かしているものは、一体何なのでしょうか？

中医学では、気《き》・血《けつ》・津液《しんえき》の3つの要素が、生命活動を維持するために必要な基本物質とされています。

「気」はご存知の通り、自然界の陰陽の気や、飲食から取り入れた気、両親から受け継いだ気などのことです。

「血」とは血液のことで、「津液」はリンパ液など、血液以外の水分を指しています。中医学が確立された二千年以上前は、まだ手術や解剖の技術はありません。ですから、赤い液体（血）以外の水分を総称して「津液」と呼んだとされています。津液の一部は血の原料となり、その「血」が「気」の流れに乗って人体を巡ることで、私たちは生命を持続できると考えられてきました。そしてその通り道が、全身に張り巡らされている「経絡」なのです。

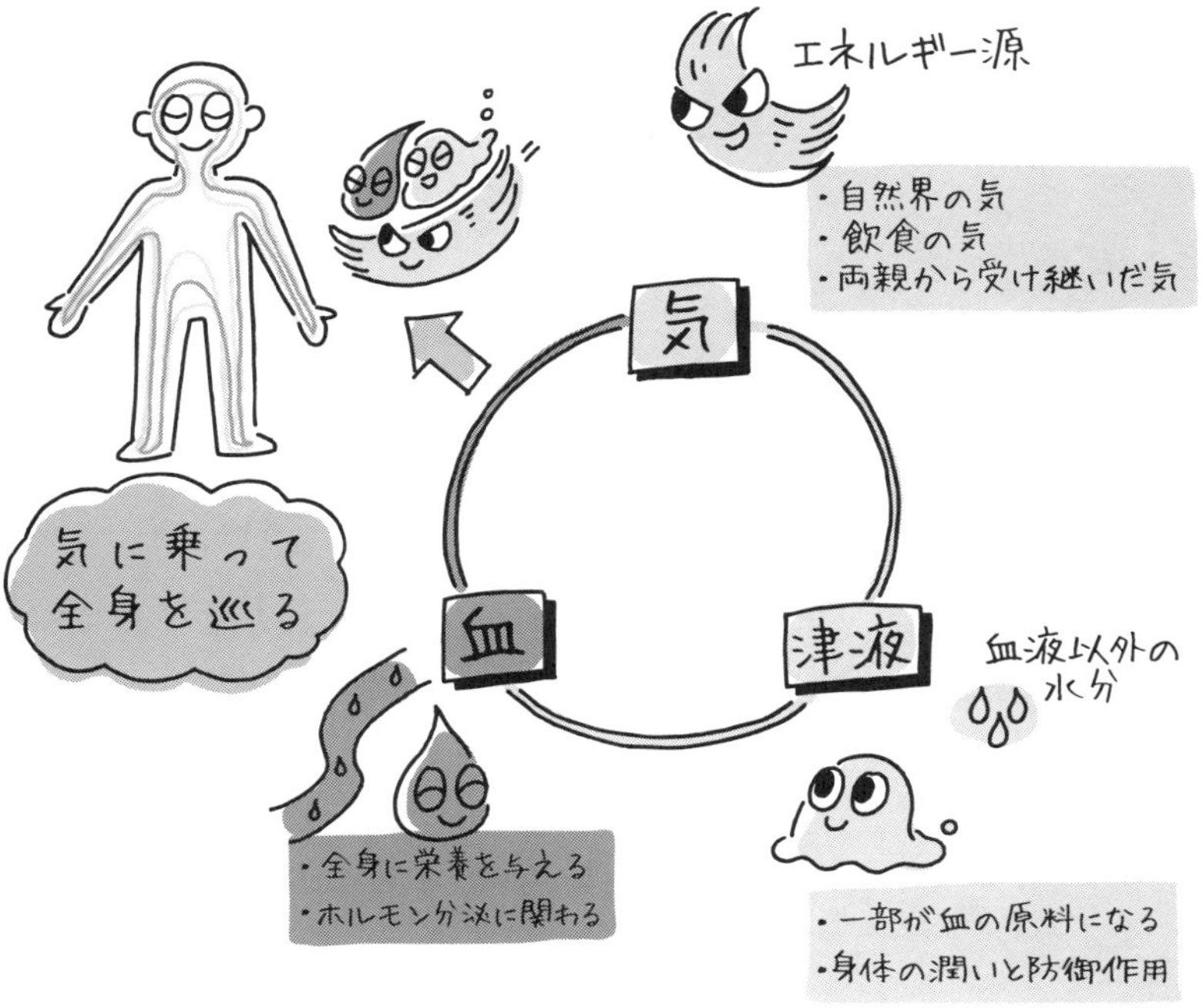

この気血が経絡をスムーズに流れている時は、心身も健やかさを感じるはずです。ですが、思い悩み過ぎて気が沈んだり、血の不足、過剰な水分などがあると、流れが詰まったり滞ったりして、徐々に不調を感じるようになっていきます。

中国最古の医学書である『黄帝内経』には、経絡の巡りを良くするために、鍼やお灸、気功、砭石《へんせき》（今で言う刮痧のこと）などの中医学の治療法が紹介されています。

二千年以上前からすでにこれらの療法が行われていたと知った時

は、その歴史の深さや先人の知恵や情熱に驚き、とても感動してしまいました。

✿六臓六腑《ろくぞうろっぷ》とつながる「十二経脈《じゅうにけいみゃく》」

さて、この経絡ですが、誰がどのように発見し確立したのかは、今でも謎のままです。『黄帝内経』にはすでに書かれていますから、その頃に確立されていたことは確かです。

猟に行く時に膝の内側を岩にぶつけたら血行が良くなったとか、手の平のある部分を押さえてみたら元気になったとか、当時の人たちの暮らしの中の偶然が積み重なって、「身体のこの部分を養生したら健康になった！」というように、体系立てられていったのかもしれません。

経絡とは、「経脈」と「絡脈」の総称です。

「経」は縦を走る根幹の線、「絡」はそこから枝葉のように横に広がる無数の線のことで、編み目のように全身を走っているとされています。経絡は筋肉と筋肉の間にあり、身体の上下・左右・内外をつなぎ、内臓・骨格・筋肉・皮膚・毛髪など身体のすべてをひとつに結ぶネットワークの役割も担っています。

経絡の中でも重要とされているのが、五臓六腑《ごぞうろっぷ》とつながる「十二経脈《じゅうにけいみゃく》」です。「五臓六腑《ごぞうろっぷ》」は人体の臓腑のことで、五臓は肝・心・脾・肺・腎、六腑は胆・小腸・三焦《さんしょう》・胃・大腸・膀胱とされています。

現代医学と概念は異なりますが、位置や一部分の機能は大体同じと考えてよいでしょう。このほかにも、正確には臓器ではありませんが、心を守る外膜の役割をしている「心包《しんぽう》」と呼ばれる働きもあり、この心包を入れると五臓ではなく、六臓六腑《ろくぞうろっぷ》になります。この六臓六腑とつながる十二本の経絡が、両手両足に六本ずつ張り巡らされていて、全身に気血を送っています。また、六臓六腑は気・血・津液を作り貯蔵する役目もあるため、臓器自体が元気であることもとても大切になります。

任脈《にんみゃく》と督脈《とくみゃく》を合わせた「十四正経《じゅうよんせいけい》」

さらに、この「十二経脈」のほかにも二本の大事な「任脈《にんみゃく》」「督脈《とくみゃく》」という通り道があります。「任脈」は身体の前面の正中線を通る道。一方、「督脈」は身体の後面を通る道です。「十二経脈」や、この「任脈」「督脈」には、次章でお伝えする経穴＝ツボがたくさん点在しています。

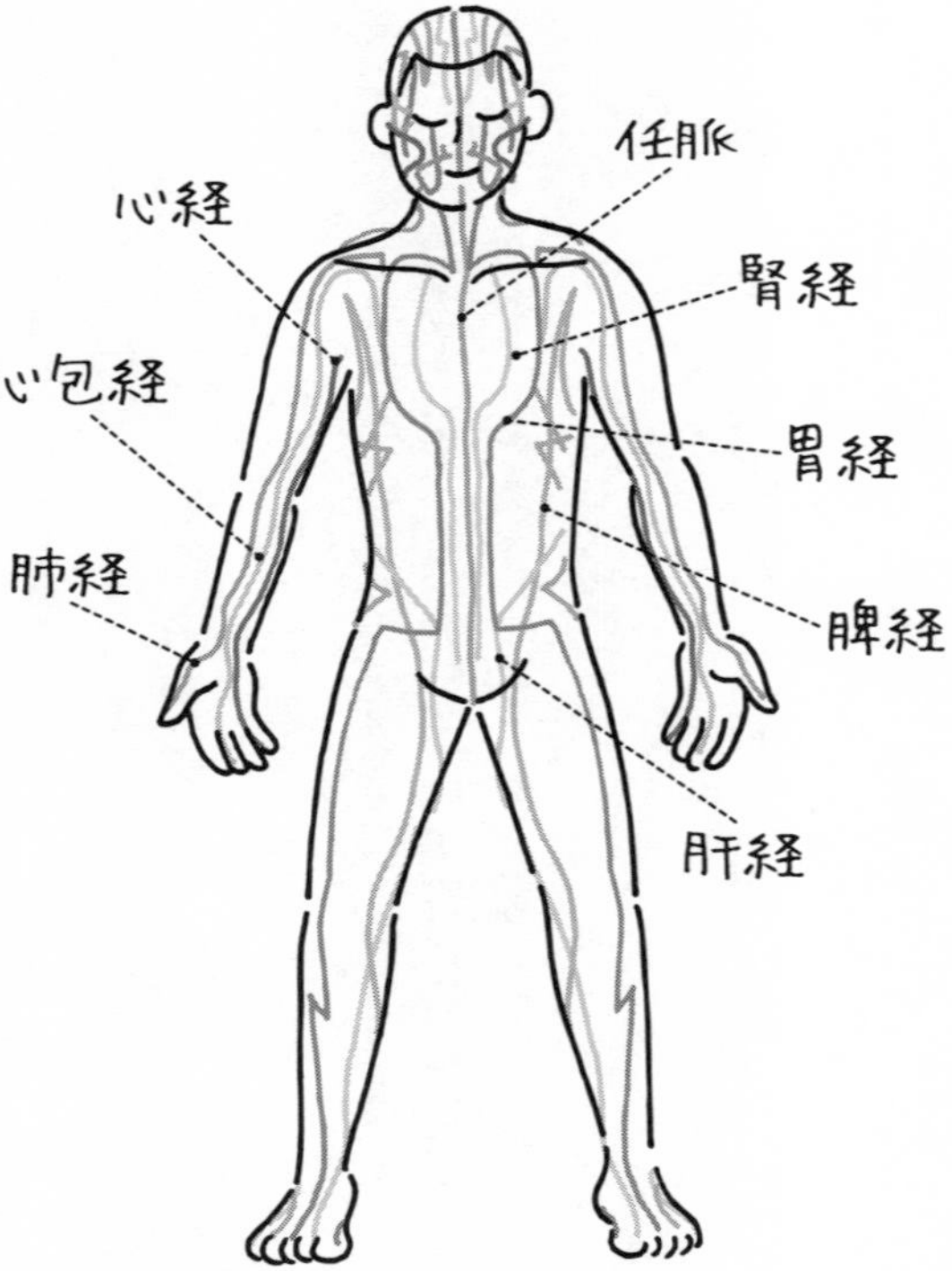

「十二経脈」とこの二本の道は合わせて「十四正経《じゅうよんせいけい》」と呼ばれ、生命活動を維持するための道として、とても大切な役割を果たしています。

私は刮痧療法やカッピングなどを用いてトリートメントを行っていますが、特にこの「十四正経」は入念に施術を行うようにしています。

経絡に滞りや詰まりがあると、痛み、冷たさ、もしくは無感覚、色素沈着、盛り上が

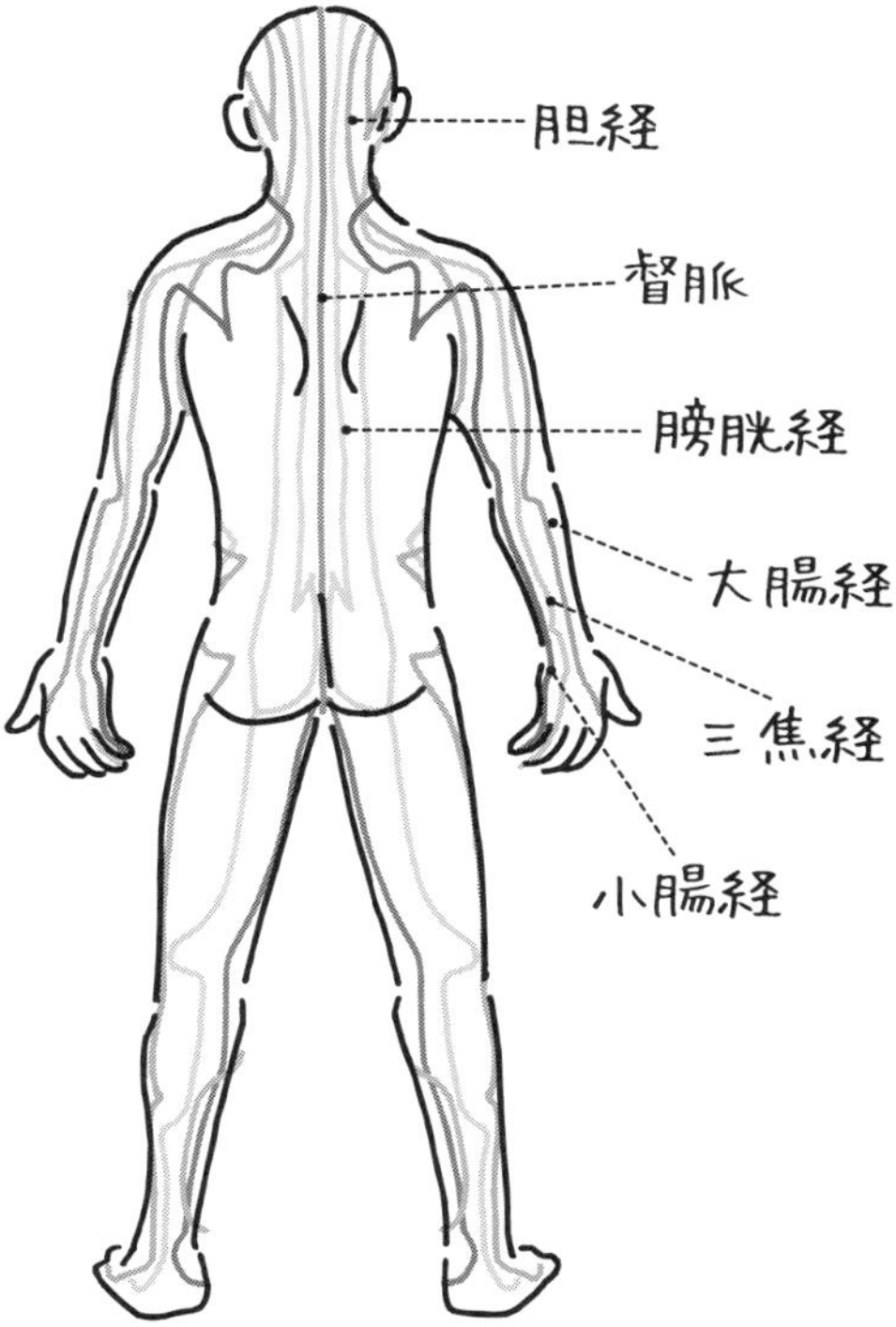

りがあるなどの違和感があります。漢方アロマオイルを使用しながら、刮痧やカッピング、ハンドトリートメントで滞りを刺激し、活性化させ、修復していきます。

経絡にも陰陽がある

これまでに、〝宇宙万物すべてのものは、陰陽セットになって成り立っている〟とお伝えしてきましたが、この「十四正経」も陰陽に分かれています。

まず、身体の中心の二つの線、前面の「任脈」は陰経で、後面の「督脈」は陽経とされています。「任脈」上には陰＝女性に関係の深い血や生殖器関連のツボが多く点在しており、陽経「督脈」には、身体の陽気を司る自律神経系や脳などに関連するツボが集まっています。

六臓六腑とつながる「十二経脈」では、陰経は肺経・心包経・心経・脾経・肝経・腎経とされており身体の内側を、陽経は大腸経・三焦経・小腸経・胃経・胆経・膀胱経で、身体の外側を通っています。陰経はリラックスや鎮静などの働きと関わる経絡で、陽経は活発さや動きと関わる経絡となっています。

また、この「十二経脈」それぞれの経絡は一日24時間の中で、二時間交替の当番制「十二経脈当令《じゅうにけいみゃくとうれい》」をとって働いています。どういう制度なのかは、次のイラストを使いながら詳しく説明していきますね。

二時間ごとの当番制「十《じゅう》二《に》経《けい》脈《みゃく》当《とう》令《れい》」

まず、一番上の肺経を見てください。

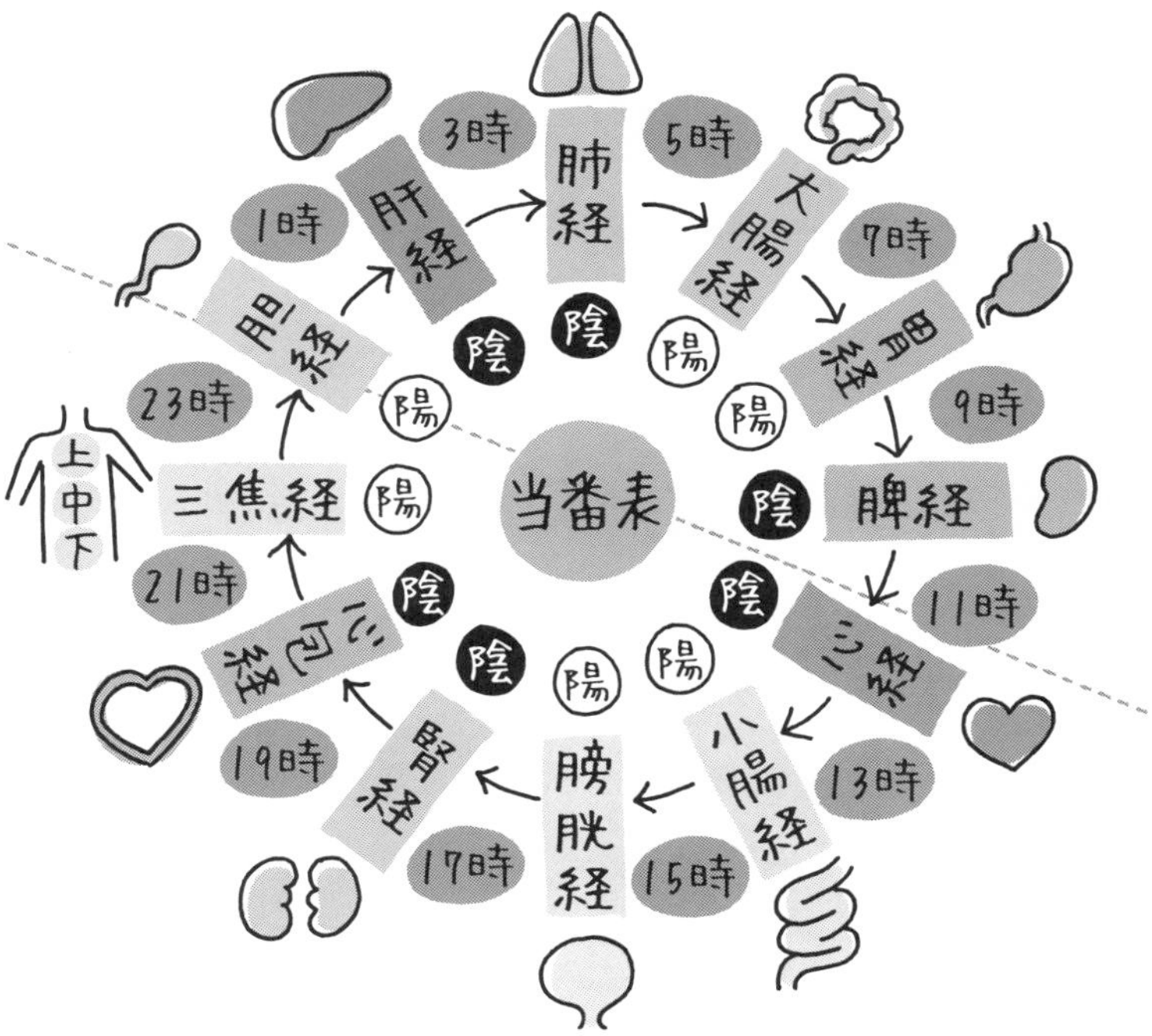

体内の経絡の巡りは肺経から始まり、二時間ごとにその次の経絡へとバトンタッチしていく流れになっています。肺経（陰）が当番する時間帯は、朝の3時から5時の間。この間、肺経の働きが最も旺盛になります。

肺が健康であれば、呼吸は楽でぐっすり眠れますが、逆に不調があればこの時間に胸が苦しくなったり、息苦しくて目が覚めたり、咳が出たりします。この時間の深い呼吸が、全身へ気血を行き渡らせてくれます。

次の5時から7時を担当するのは、大腸経（陽）です。大体この間に起床される方が多いかと思いますが、大腸が健康であれば朝起きてからお通じがあるし、お腹も空いているはずです。逆に不調があれば便秘、腹部膨満感などがあるでしょう。養生法としては、起床後に一杯の白湯を飲むことをおすすめしています。

その次、7時から9時の間は胃経（陽）が当番です。朝食を食べ、一日動くための栄養補給をしっかり行いましょう。最近では朝食を抜く健康法も流行しているようですが、この時間帯を胃経が当番していることを考えれば、朝食を摂る必要性が理解できると思います。

9時から11時は脾経（陰）で、気血の源であり、体内の水分調整にも関わっています。脾に不調があると身体が重ダルくなったり、むくみがひどくなるので、津液を補充するために水分を多めにとりましょう。

そして、11時から13時までは心経（陰）が当番です。養神養気養筋のために、昼寝や休憩をとることをおすすめします。

13時から15時は小腸経（陽）で、栄養調整を行う時間です。昼食は食べ過ぎず、バランス良くが理想です。

次の15時から17時は膀胱経（陽）が当番です。温かいお茶を飲み、冷えによる排尿ではなく、排毒のための排尿を促します。

17時から19時は腎経（陰）です。夜は過度な栄養補給を行う必要はありません。粗食少食少塩を心がけ、腎気を養ってください。

19時から21時は心包経（陰）が当番をするリラックスタイムです。ゆったりくつろぎ、楽に過ごしましょう。

21時から23時までは三焦（陽）経の時間です。三焦は形のない臓器で、体内の上・中・下にあり、すべての臓器を包みこんでいるとされ、ここに不調があると免疫力が低下します。理想は、この時間には就寝していること。

23時から1時を当番するのは胆経（陽）で、この時間に深く眠れていると造血機能がアップします。

そして、1時から3時は肝経（陰）の時間で、肝の働きが最も旺盛になります。肝は代謝、解毒作用、消化、血液の貯蔵などさまざまな役割を担っているので、この時間に熟睡して肝臓を回復させる必要があります。

中医学は〝天《てん》人《じん》合《ごう》一《いつ》〟が大前提

お気づきかと思いますが、この当番も、陰四時間↓陽四時間と、陰陽反転を繰り返しながら進んでいます。

活動したら適度に休息をはさまないと、気力がもたない理由が分かりますよね。

さらに、宇宙の陰陽の流れからみた陽の時間は、夜中の24時〜昼の12時まで、陰の時間は

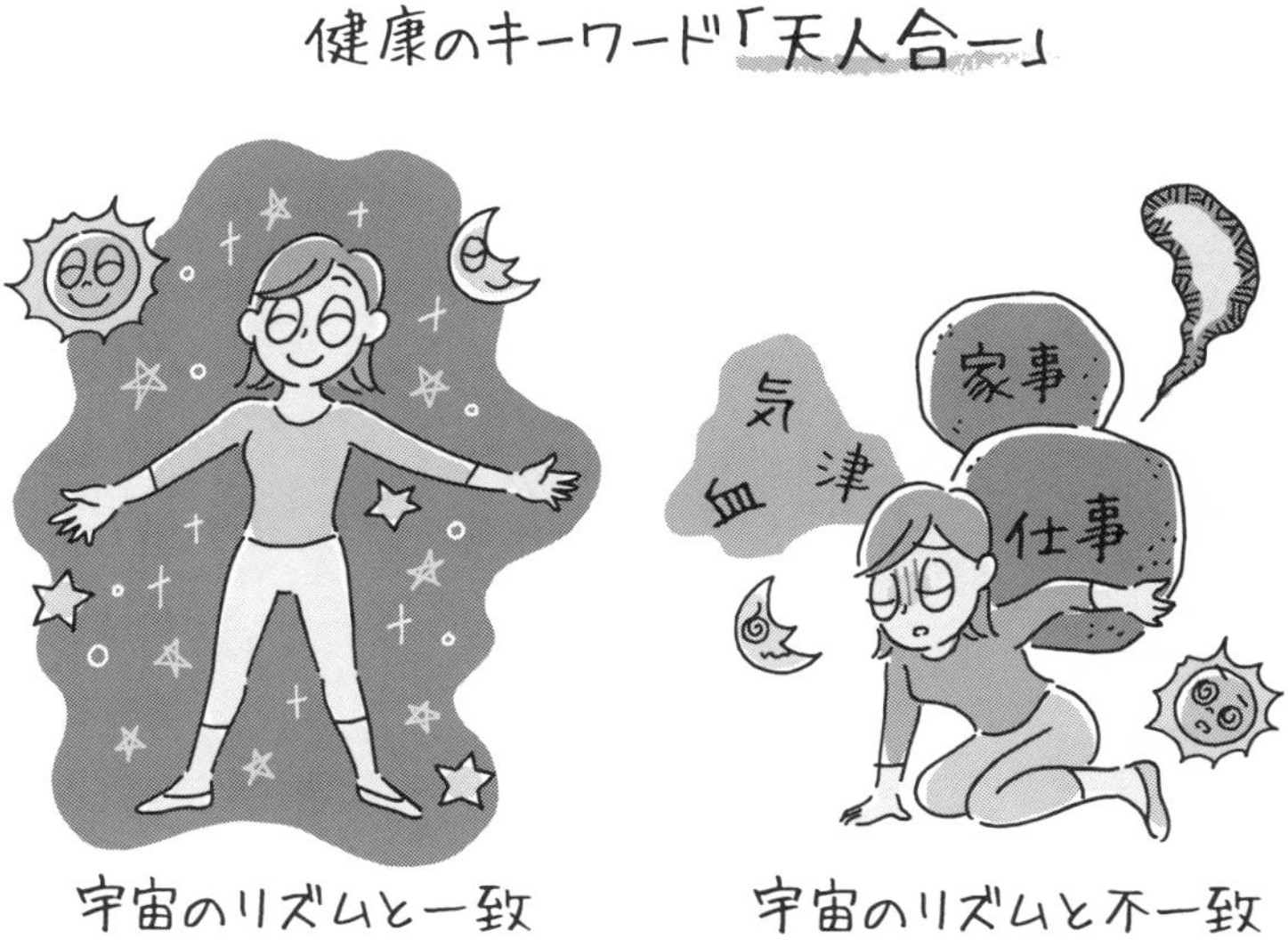
健康のキーワード「天人合一」
宇宙のリズムと一致
家事
気
津
血
仕事
宇宙のリズムと不一致

昼の12時〜夜の24時とされています。陽の時間である、朝方や午前中の方が勉強や仕事がはかどると感じる人が多いのは、このことも関連していると思います。

中医学による施術や養生法は、宇宙のリズムに合わせた〝天人合一《てんじんごういつ》〟が大前提です。カウンセリングで詳しくクライアントさんの一日の流れを聞くのは、そのためです。

特に女性は陰陽でいうと〝陰〟の質がベースになっているため、朝から晩まで緊張しっぱなしの仕事や、血が作られる夜間にまで活動しなければならばならない生活を送ることが、どれだけ六臓六腑や経絡の気血の流れに悪影響を与えるかが分かると思います。

いかがでしたか？

次章は経絡図を用いて、各経絡や経穴＝ツボを使った施術方法をお伝えします。ぜひ「十二経脈当令」を意識しながら、自身の経絡の巡りを感じてみてくださいね。

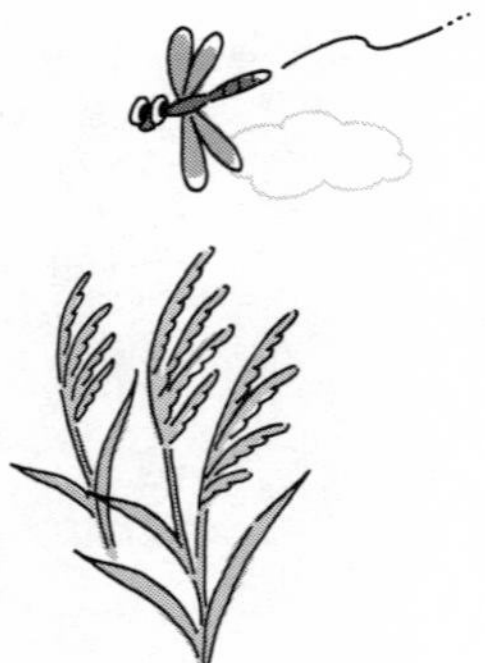

第3章まとめ

●中医学では、生命活動を維持するために必要な基本物質を「気」「血」「津液」の 3 つだと捉えている。

●「気」は自然界の陰陽の気、飲食から取り入れた気、両親から受け継いだ気などのこと。「血」は血液のことで、「津液」は血液以外の水分を指す。

●「血」と「津液」は「気」に乗って人体を巡る。例えば思い悩み過ぎて気が沈んだり、血の不足、過剰な水分などがあると、流れが詰まったり滞ったりして、徐々に不調を感じるようになっていく。

●気・血・津液の通り道が「経絡」で、全身に張り巡らされている。中国最古の医学書『黄帝内経』には、経絡の流れを良くするために鍼やお灸などの治療法が既に紹介されている。

●経絡の中でも重要とされているのが六臓六腑とつながる「十二経脈」で、六臓は肝・心・心包・脾・肺・腎、六腑は胆・小腸・三焦・胃・大腸・膀胱を指す。他にも身体の前面を通る「任脈」、背面を通る「督脈」があり、併せて「十四正経」と呼ぶ。

●経絡にも陰陽があり、陰経はリラックスや鎮静などの働きと関わる経絡、陽経は活発さや動きと関わる。さらに「十二経脈」のそれぞれの経絡は一日 24 時間の中で、二時間交替の当番制「十二経脈当令」をとって働いている。

Column

人は宇宙とつながっている

中医学を学ぶ中で、24時間の中にも陰陽の移り変わりがあって、さらに各時間を担当している経絡がある、ということを知った時はとても驚きました。これを知ると朝食、昼食、夕飯の役割や睡眠の重要性がよく分かりますよね。『黄帝内経』にも出てきましたが、まさに昔の人は陰陽の流れと共に生き、養生を心得ていたことが分かります。

『黄帝内経』の中に“天人合一”という基本の考え方がありますが、人は宇宙の流れと共に生きていると健康でいられます。夜更かしをしたり、食べ過ぎ、食べなさ過ぎ、目の酷使や過剰な労働を続けていたら、小さな宇宙である人体のバランスは乱れてしまうわけです。スピリチュアルがブームになる中で、天とつながる、宇宙とつながるetc…というような言葉をよく目にしますが、中医学を知ると、元々人間は宇宙とつながっているということがよく理解できると思います。それは特別なことなんかではなくて、すべての人間にとって当たり前のこと。

今は“風の時代”なんて言われていますが、中医学では時代にも陰陽の移り変わりがあると捉えられています。ずっと良い時代が続く、悪い時代が続くということはなく、必ず気＝エネルギーの移り変わりが起こります。変化を受け入れ、乗り越え、しなやかに強く生きていきましょう！

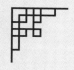

第４章

全身をつなぐ命の道 経絡学説②

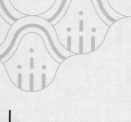

2020年『隔月刊セラピスト』12月号掲載

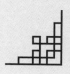

変化を止めることは誰にもできない

近年の大きなニュース、変化といえば、やはりコロナウィルスの流行ではないでしょうか。世界中の誰もが予想しなかったことが起こりましたよね。

中医学の大前提に〝万物はすべて変化する〟というものがあります。

生命あるものは必ず、陰と陽のバランスを変化させながら動いています。どんなに一定に保ちたいと願っても、叶うことはありません。変化することを止めることは、誰にもできないのです。

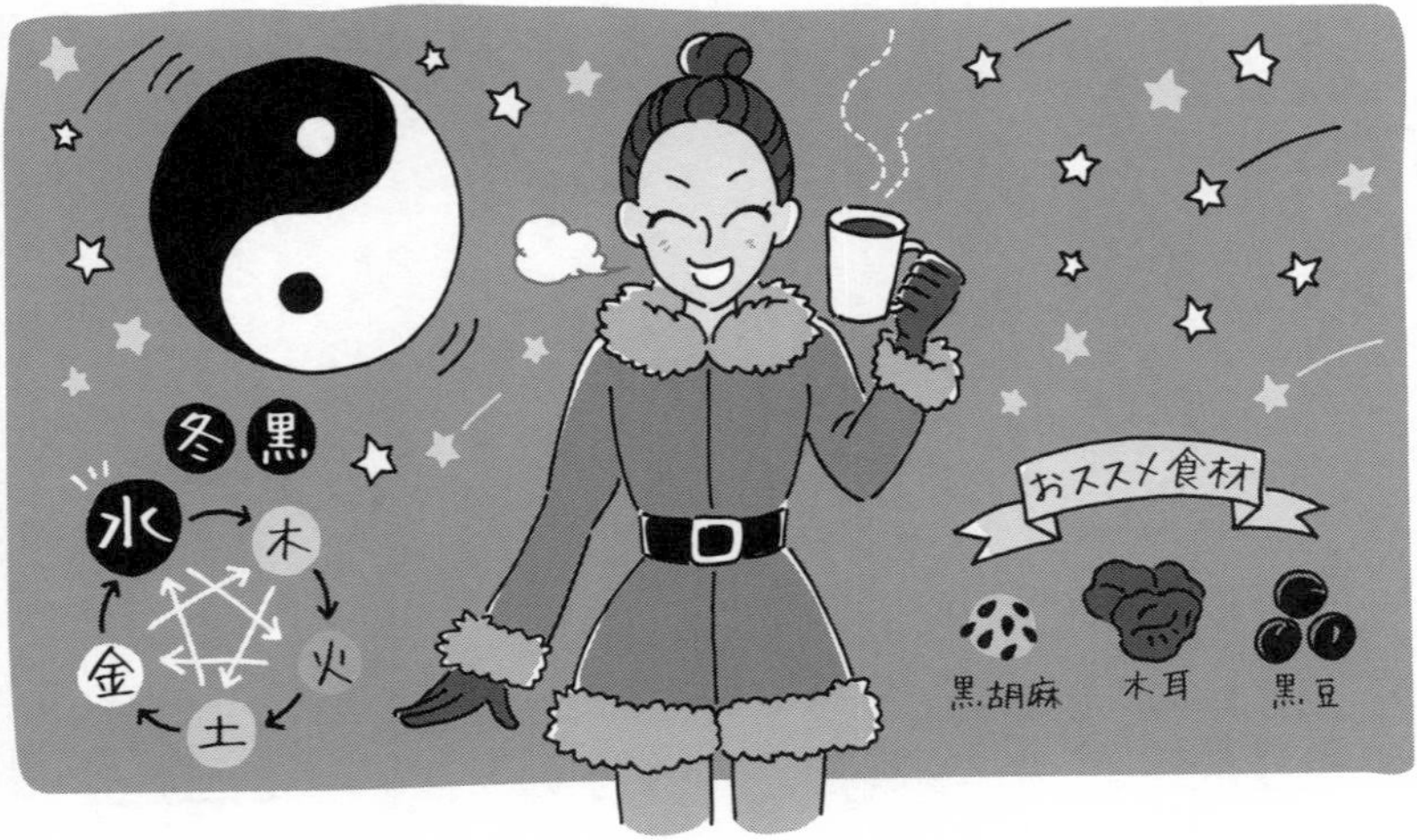
冬
黒
水
木
火
土
金
おススメ食材
黒胡麻
木耳
黒豆

ですが大きな目でみると、どんなに大変なことがあっても必ず季節は巡り、朝が来て夜が明けるという流れは変わりません。中医学を学ぶと心が強くなっていく生徒さんが多いように思いますが、変化することを受け入れ、同時に「大きな流れの中にいる」という安心感を感じられるようになるからかもしれません。

さて、秋の次は、冬の養生をまた少しお伝えしたいと思います。冬は夜が長くなり、陰陽で言うと陰の気で満ちる時期です。冬は五行では〝水〟にあたり、色は〝黒〟になります。

私は冬になると、腎気を強める作用のある黒胡麻や黒木耳《きくらげ》、黒豆など黒色の食べ物や、冷え予防に最適な足湯をクライアントさんにすすめています。身体を温めることは免疫力の向上にもつながりますから、ぜひ、足湯を就寝前の習慣にしていきましょう！

人間は身体に病院と薬局を提携している

では、第４章も引き続き、「経絡学説」をテーマにお届けしていきます。

前章は経絡は全身をつなぐ命の道であり、その道を気血が巡っていて、流れが滞ったり詰まると心身が不調になることをお伝えしました。また、経絡には全身に張り巡らされている主要な十二本の通り道〝十二経脈《じゅうにけいみゃく》〟があり、時間帯によって活発に活動する「十二経脈当令《じゅうにけいみゃくとうれい》」という当番制をとって働いているところまで紹介しています。4章では、その経絡上に点在している経穴＝ツボや症例についても詳しくお伝えしていきます。

さて、みなさんご存知のこの〝ツボ〟。

一体、何だと思いますか？

中医学では、ツボとは各臓腑の〝反応点〟であり、ツボを揉んだり押したり叩いたりしてみて、痛みや詰まりを感じる時、対応している臓腑にも不調があると考えられています。鍼やお灸も、このツボを使用して施術が行われていますよね。

全部で三百六十五個ありますが、そのツボの中に〝十二原穴《げんけつ》〟と呼ばれる重要なツボがあります。有名なものだと精神に関わる「神門《しんもん》」（70ページ参照）や大腸に関わる「合谷《ごうこく》」（69ページ参照）などがあり、この原穴《げんけつ》は〝治療点〟とも呼ばれています。

私は、経絡は病院で例えると「呼吸器科」や「心療内科」、「消化器内科」など診療の科目ごとに分けられるもので、ツボは不調に対する「薬」だというイメージを持っています。

例えば便秘になったら、消化器内科の役割を持つ「大腸経」のラインに不調があらわれることが多く、さらに経絡上にある「合谷」を揉めば反応があり、刺激を与え続けると改善につながった症例が古くから多く残されています。

このように、人間は自分の身体に病院や薬局を携えているのだと考えると、とても心強くなりますね。

押さえておきたい各経絡のツボ

それではここからは、私が今まで施術を行ってきた中で、とくに頻繁に用いているおすすめのツボを紹介していきます。ぜひ、施術やセルフケアに取り入れてみてください。

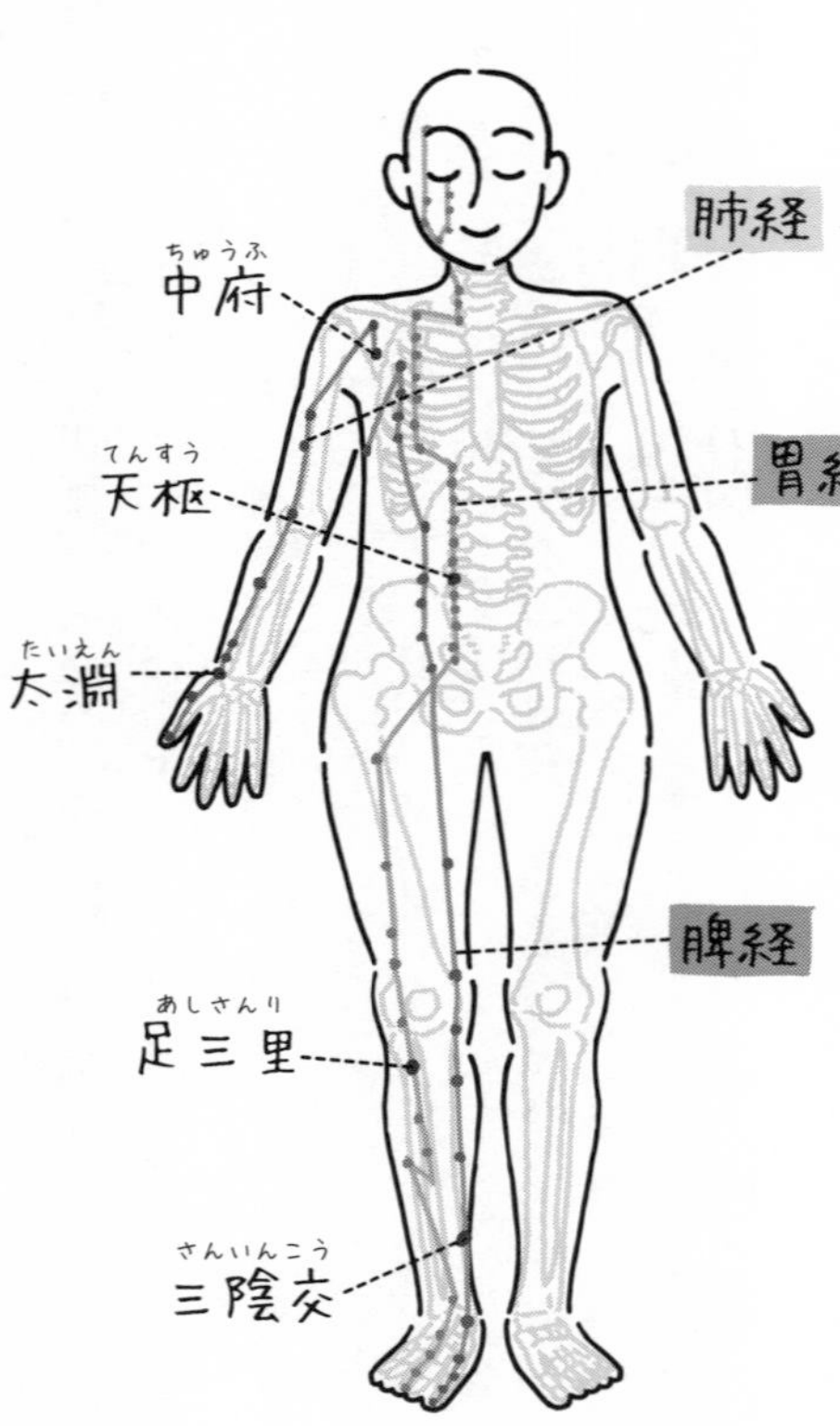

まずは「肺経」から。

「肺経」は診療科目で例えると、呼吸器内科や皮膚科に関係があります。対応する症状は咳や鼻づまり、胸が苦しい、発熱、悪寒、腕の痛みなどです。たくさんのツボが点在していますが、原穴《げんけつ》である「太淵《たいえん》」は肺の気を補う作用があるので、呼吸が浅い、呼吸が苦しい時に効果的です。また、「中府《ちゅうふ》」も肺炎など肺の病気の治癒に導いてくれます。

次は「大腸経」です。こ

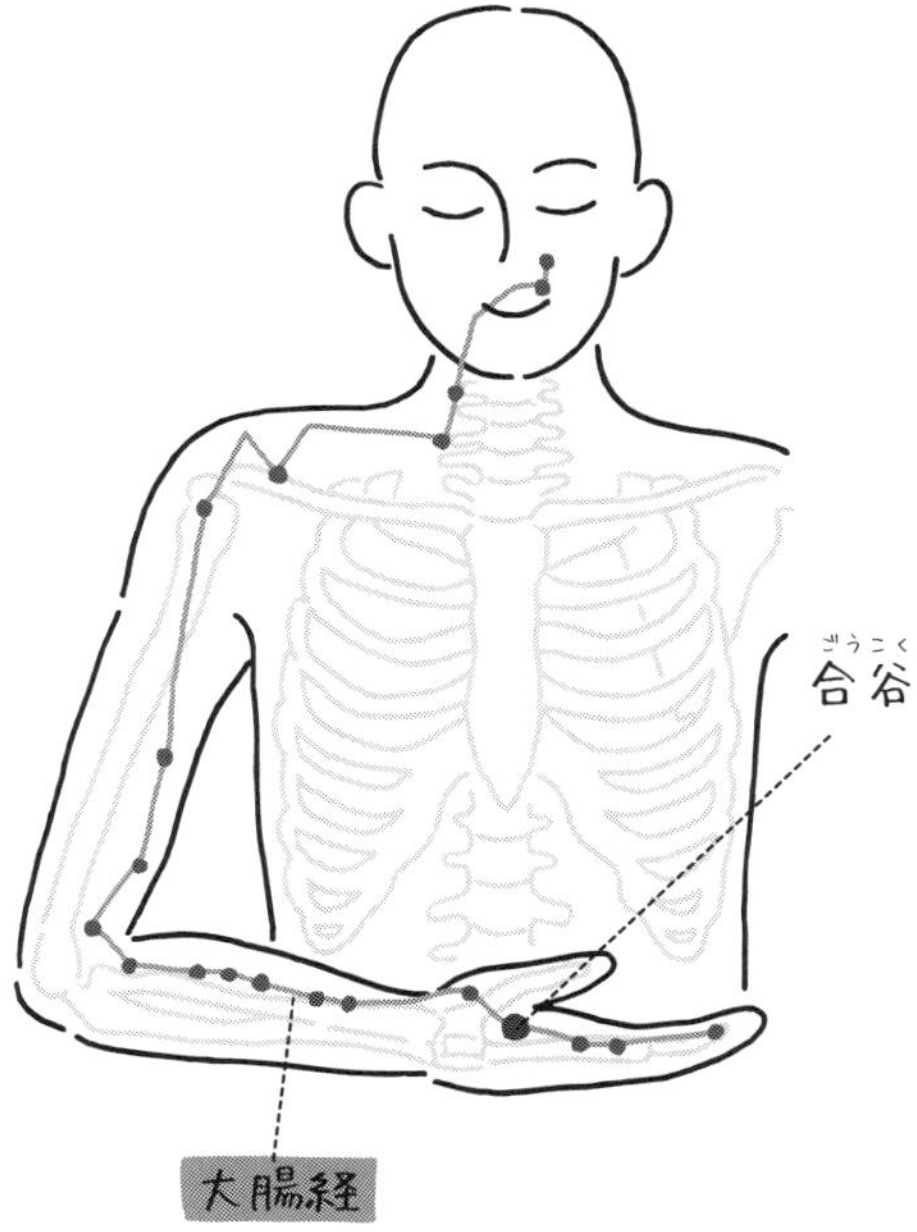

れは先ほどもお話ししましたが消化器内科の役割を持ち、顔面にもつながっているため、鼻や皮膚など美容面にも作用します。ツボはやはり原穴《げんけつ》である「合谷」がおすすめで、免疫力も高めてくれます。

　同じく消化器内科の「胃経」ですが、胃は消化吸収のほか、栄養を取り込む臓器でもあるため、気血の製造にも関わっているとされます。

　養生強壮、虚弱体質の回

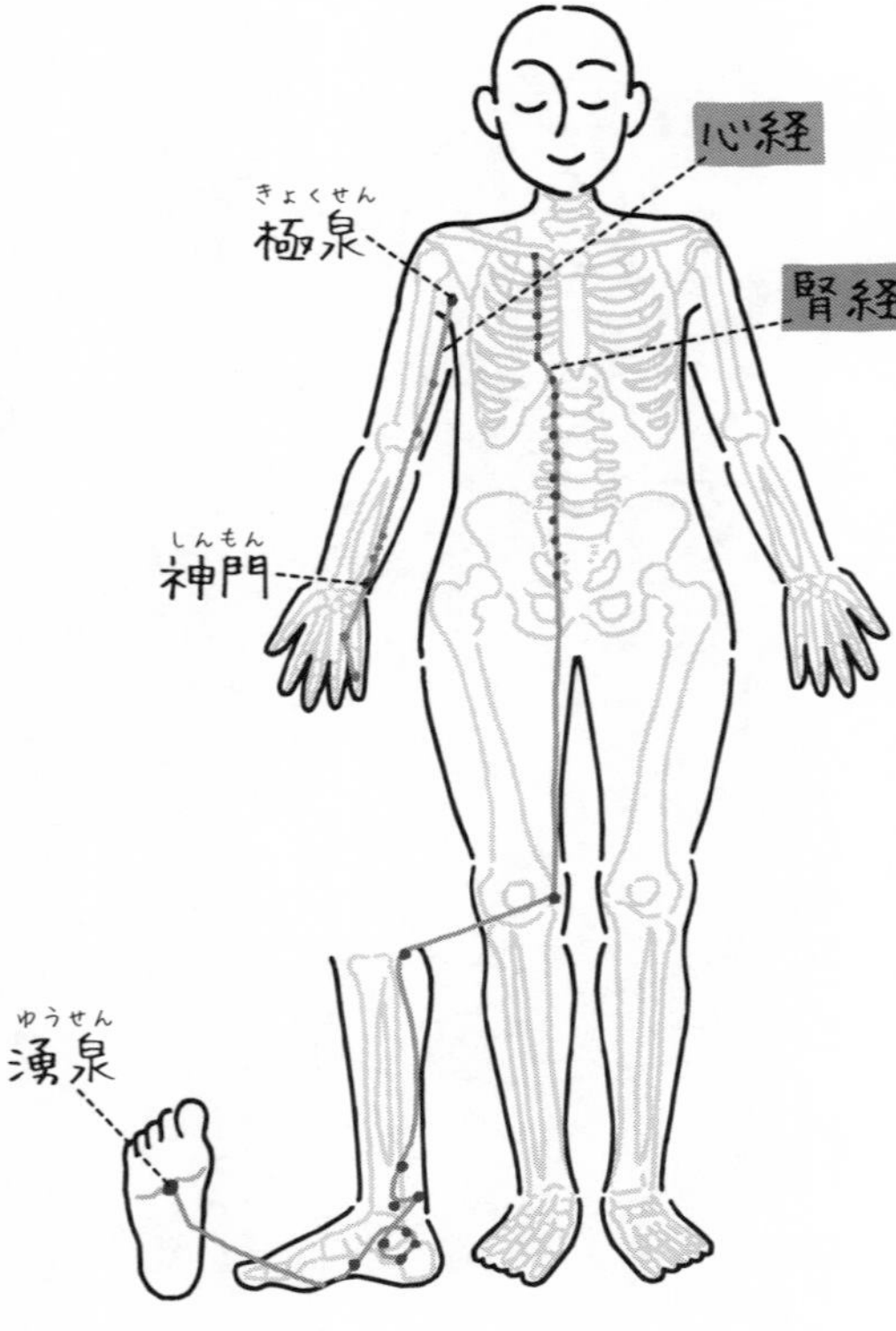

復作用などがある「足三里《あしさんり》」（68ページ参照）と、胃腸機能の調整をする「天枢《てんすう》」（68ページ参照）は、毎日揉んだり叩いたりしても良いくらい大切なツボです。

「脾経《ひけい》」も栄養摂取に関わる経絡ですが、婦人科にも対応しています。有名な「三陰交《さんいんこう》」（68ページ参照）は血に関わる不調に作用があるので、貧血、月経不順、更年期世代まで、女性の一生を通して使用できるツボです。

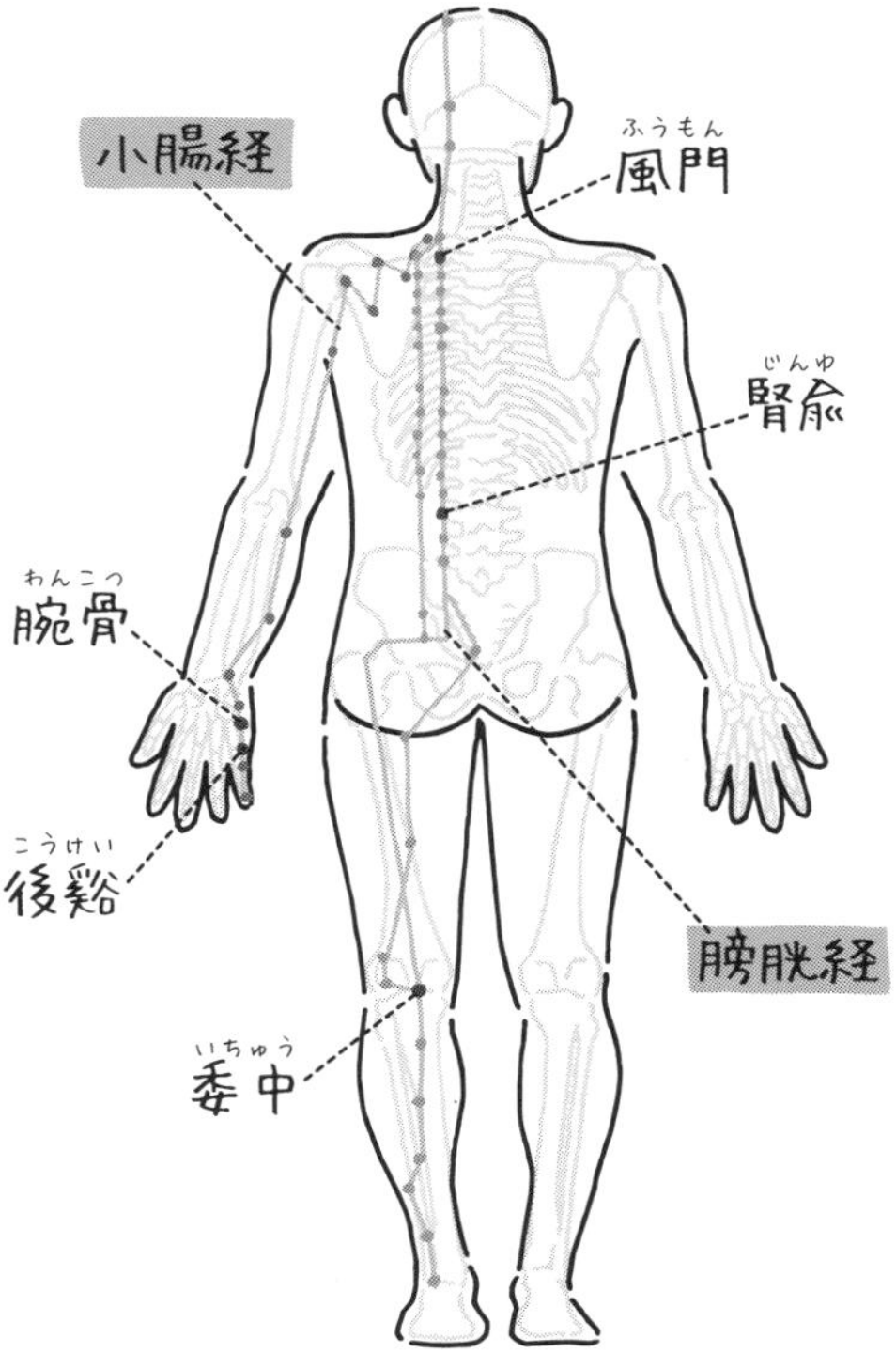

循環器内科や心療内科の役割を担う「心経」は、心臓や精神、知覚、脳などに関わっています。

心の気を補ってくれる原穴「神門」（70ページ参照）は精神不安定な時に心を鎮静してくれ、心や胸の痛みには、リンパの流れも良くしてくれる「極泉《きょくせん》」（70ページ参照）を揉むとよいでしょう。

続いて「小腸経」は消化器内科のほか、頭、頸部、肩周りなどの整形外科、さらに耳鼻科など数多くの科目を網羅しています。

サロンには肩凝りや首凝りを訴えるクライアントさんが多くいらっしゃると思うので、そんな時は「後谿《こうけい》」（71ページ参照）を刺激してみてください。また、「腕骨《わんこつ》」（71ページ参照）は糖尿病に良いとされるツボです。

背中を通っている「膀胱経」は、施術で必ずトリートメントを行う経絡です。ここは五臓すべてに対応するツボが点在しているので、とくに念入りに行います。診療科目は総合病院をイメージしてください。

全部が重要なツボになりますが、中でも「風門《ふうもん》」（71ページ参照）は喘息や風邪に、「腎兪《じんゆ》」（71ページ参照）は生命力を高め、膝の裏にある「委中《いちゅう》」（71ページ参照）は腰痛に効くとされています。「膀胱経」上のツボは身体の中に溜まった余分なものをデトックスしてくれるので、何度も言いますがとても重要です。しかし、背中はセルフケアが難しい部位でもあるので、サロンでじっくりケアをしてあげましょう。

次も大切な経絡、「腎経」になります。泌尿器科、内分泌科、生殖器科、呼吸器科、婦人科など多くを担っています。足の裏の中心にある「湧泉《ゆうせん》」（70ページ参照）はとても重要な

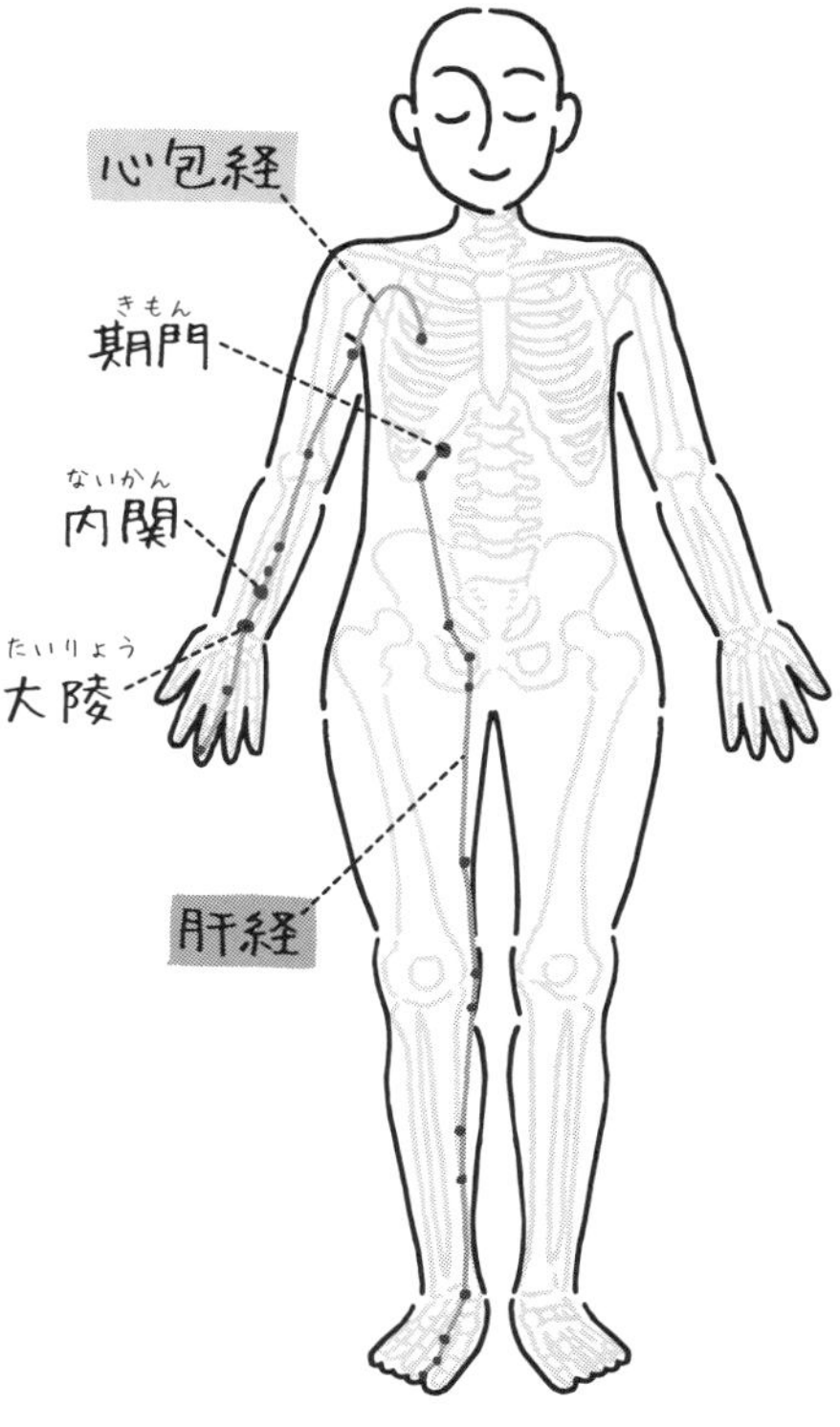

ツボで、〝救急穴〟とも呼ばれ、緊急時にも用いられています。また、「湧泉《ゆうせん》」は高血圧や不眠などにも良いと言われています。

中医学では心臓を包みこむ「心包《しんぽう》」と呼ばれる臓器があるとされていますが、この「心包」に対応する「心包経」は、緊張や不安などの心の状態、精神科や心療内科に関わっています。緊張をゆるめてくれるツボ「大陵《たいりょう》」と、心臓病の予防にもなる「内関《ないかん》」への刺激がおすすめです。

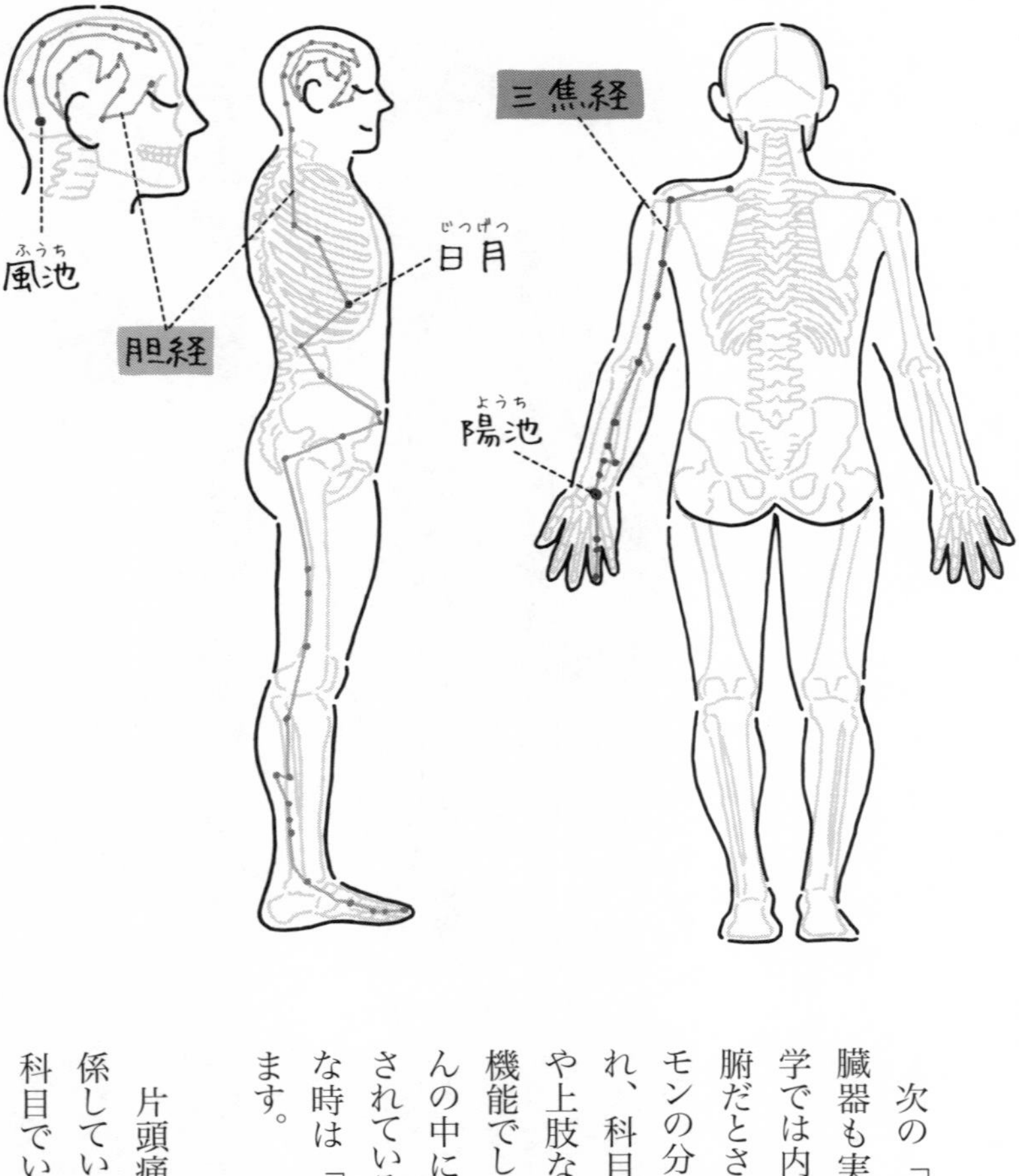

　次の「三焦経」に対応する臓器も実在しませんが、中医学では内臓全部を包み込む臓腑だとされています。成長ホルモンの分泌などに関わるとされ、科目では内分泌科や、肩や上肢などの運動機能、免疫機能でしょう。クライアントさんの中にはぎっくり腰に悩まされている方もいますが、そんな時は「陽池《ようち》」を刺激しています。

　片頭痛や発熱など、頭と関係しているのが「胆経《たんけい》」です。科目でいうと、脳神経科や頭痛外来でしょうか？　睡眠の質とも関係しており、睡眠時間が少なかったり、頭を使い過ぎていると「胆経」に痛みや違和感を感じるはずです。有名なツボ「風池《ふうち》」（74ページ参照）は頭痛に最適ですし、脇腹にある「日月《じつげつ》」（74ページ参照）は、慢性的な胆嚢炎に効果的です。

最後は、肝機能に関わる「肝経」です。解毒機能、新陳代謝を司り、婦人科系疾患や生殖器とも大きな関連があります。消化器内科や婦人科の役割を担っています。肋骨の下部にある「期門《きもん》」（73ページ参照）を押してみて痛みを感じるようなら、肝機能が低下している可能性があるので注意が必要です。

円形脱毛症と経絡の関係

少し長くなりましたが、たくさんあるツボの中から、「これぞ」というものをご紹介させていただきました。知識だけでなく、自身が実感することが何よりの施術上達の鍵となります。

中国では平手で全身を叩いてツボを刺激する健康法があり、当たり前のように日々に取り入れている人が多くいます。ツボの刺激を続けることで自身の身体と心がどう変化していくか、ぜひ観察してみてくださいね。

ではここからは、実際に私のクライアントさんの症例と、経絡とツボを用いた施術法を解説していきます。

クライアントさんは30代半ばに差し掛かった女性で、両側頭の毛髪が円形脱毛症になったということで、サロンにいらっしゃいました。カウンセリングでは、次回以降に詳しくお伝えする「舌診」なども行いますが、まず経絡の状態から読み取れることは、側頭に症状がでているので「胆経」に関係があることです。良い睡眠がとれていない可能性があり、さらに髪は中医学では「血」の余りだと考えられているので、血が十分ではない「血虚」も考えられました。

「胆経」のトラブルも「血虚」も、〝心身への大きなストレス〟が原因になっていることが多くあります。質問をしてみると、結婚を機に北海道から東京へと引っ越してきたこと、慣れない住環境、結婚生活で心身共に疲労が溜まっていることなどを話してくれました。また話している時も「〜だからなんですかね？」と自問自答される場面や溜め息が多く、気の詰まりや迷いである「気滞」があることも感じ取れました。

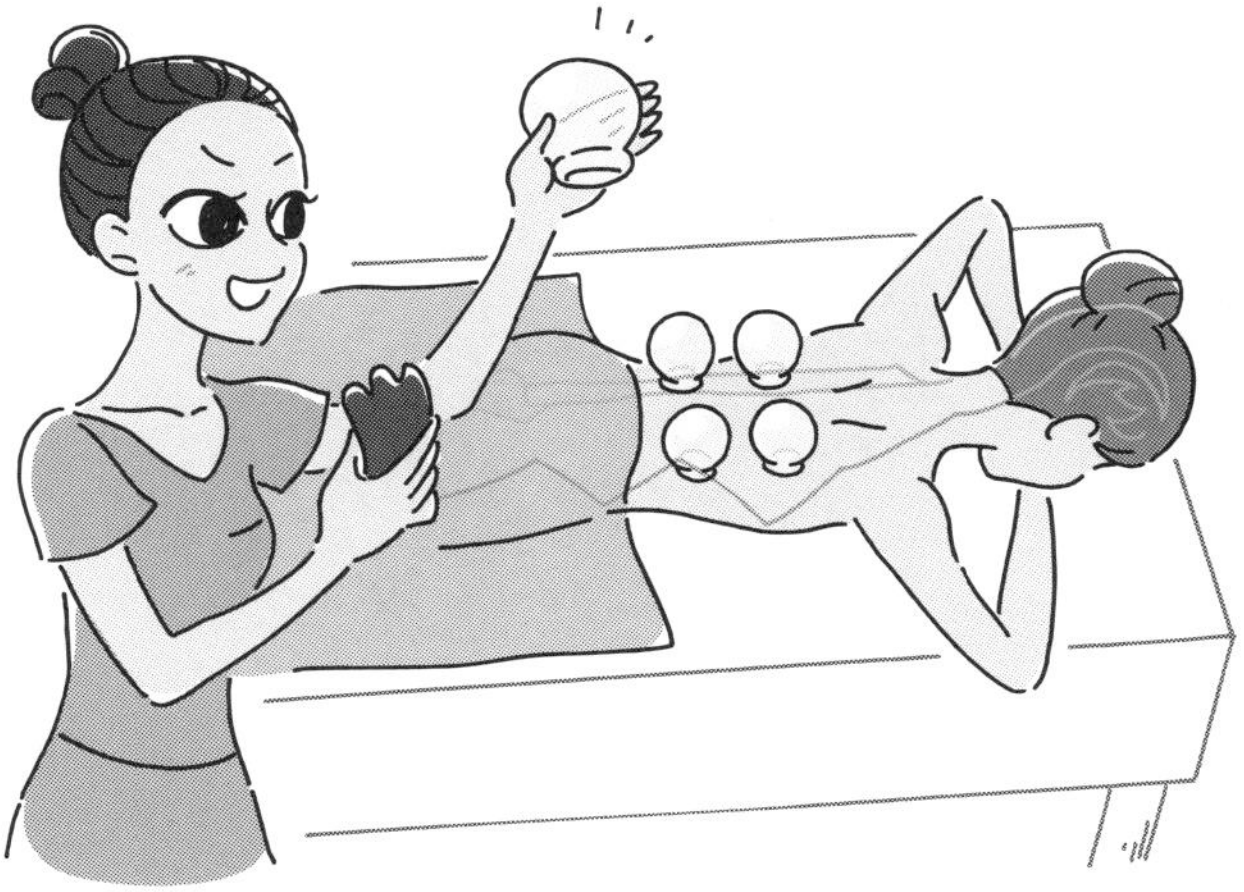

体質を見極め強弱を決めよう！

施術はまず、足湯をしていただきながら、頭部用の刮痧《かっさ》を用いて頭頂から下に向けてジグザグに動かし、気血を流していきます。不眠傾向や、ぐるぐると思考が巡ってしまう人には頭部の施術は欠かせません。この時、「胆経」のツボ「風池《ふうち》」ももちろん刺激していきます。

そしてその後は、紙ショーツに着替え施術台に寝ていただき、頭から足まで通っている「胆経」と血に関係が深い「肝経」、そしてすべての不調に対応する「膀胱経」の経絡上のツボをメインに揉むイメージで、手でトリートメントを行います。その後、刮痧《かっさ》を使用してさらに刺激を与え、深部に到達しているような滞りを感じる部位には、カッピング（吸玉）を用いて滞りを抜き取る施術を行っていきます。

この時注意したいことは、クライアントさんの体質を見極めて、力の強弱やカッピングの個数を決めていくことです。彼女は細い木のようにスラリと伸びた手足、華奢な身体、太れない体質であることから「虚証体質《きょしょう》」であることが分かります。ですから刺激は弱めに、カッピングも数を減らして施術を行いました。半年間施術を続けると溜め息はなくなり、中医学の勉強を始め、ついには待望の妊娠！　どんどん元気になっていくクライアントさんの姿を見ることは、セラピストのこの上ない喜びになります。

施術の際に欠かせないのが、経絡やツボに合わせて使う「塗る漢方」と言われる精油『神気漢植物精油《しんきかんしょくぶつせいゆ》』です。この精油にも中医学の叡智が詰まっているので、またじっくりお伝えしたいと思います。

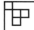

第4章まとめ

● 中医学の大前提に「万物はすべて変化する」というものがある。生命あるものは必ず相反する陰と陽の気を持ち、バランスを変化させながら動いている。

● そのバランスを一定に保ち続けることは難しく、変化を止めることはできない。けれど大きな目でみると、必ず季節が巡るように状況は変わる。中医学は、変化することを受け入れつつ、同時に「大きな流れの中にいる」という安心感をも教えてくれる。

● 中医学ではツボを「経穴《けいけつ》」と呼ぶ。「経穴」は「経絡」上に存在し、各臓腑の反応点であると考えらている。揉んだり押したり叩いたりした時に痛みや詰まりを感じるならば、対応している臓腑にも不調があると捉える。

●「経穴」は全部で三百六十五個あり、その中に「十二原穴《げんけつ》」と呼ばれる有名な反応点がある。

● 経絡は病院で例えると「呼吸器科」や「心療内科」など診療の科目ごとに分けられるもので、「経穴」は不調に対する「薬」だというイメージ。例えば便秘になったら、消化器内科の役割を持つ「大腸経」の経絡ラインに不調があらわれることが多く、さらに経絡上にある「合谷」を揉めば反応があり、刺激を与え続けると改善につながった症例が古くから多く残されている。

Column

塗る漢方『五行』シリーズ

文中でも紹介しましたが、私は施術の際に『神気漢植物精油』という漢方精油を使用しています。もう10年以上使用しており、施術の必需品となっています。

この『神気漢植物精油』は台湾の漢方研究の中枢である国立陽明大学の研究チームが、十数年の歳月をかけて開発しました。大自然の恵みである薬草を組み合わせ、煎じて飲むのが「漢方」ですが、漢方精油は“飲む”代わりに経絡に沿って“塗る”ものです。漢方成分が特定の経絡に入り、その経絡とつながる臓器器官に働きかけるように作られており、五臓に対応する『五行』シリーズがあります。

肝とつながる『理《り》』には青蒿《せいこう》、連翹《れんぎょう》などが入っており、肝機能を高め新陳代謝を促進します。心の『定《てい》』には石菖蒲《せきしょうぶ》、ラベンダーなどが配合され、自律神経を調整し心を落ち着かせます。脾の『軽《けい》』には弱った胃腸の働きを助ける砂仁《しゃにん》、陳皮《ちんぴ》などが、肺とつながる『開《かい》』には荊芥《けいがい》、辛夷《しんい》などが成分として入っており、呼吸に働きかけます。『振《しん》』は腎に対応しており、川芎《せんきゅう》、杜松《としょう》、檀香《だんこう》などが配合され、加齢や疲労で低下した気を回復させます。『采《さい》』は臍に垂らして使い、月経不順や冷え性の改善が期待できる女性の味方。ベースオイルには艾葉《がいよう》、生姜、乳香、アーモンドオイル、ホホバオイルなどが入った『脈《みゃく》』を使っており、香りも抜群。一度使えば、大自然の恵みを実感できるはずです。

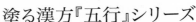

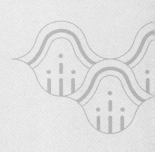

第５章

内と外のつながり「蔵象《ぞうしょう》学説」

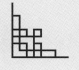

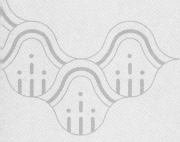

2021年『隔月刊セラピスト』2月号掲載

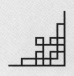

羊肉とミルクティーで新年のお祝いを！

日本に住むようになって文化の違いを感じたことのひとつに、〝お正月の祝い方〟があります。

私の故郷内モンゴルでは、旧暦に沿って正月を祝う「春節《しゅんせつ》」が、毎年日にちは異なりますが、一月下旬から二月上旬に行われます。「春節」はモンゴルの言葉で「白月《ツァガンサル》」と呼ばれており、一年の中で最も重要な行事とされています。「白月」の2週間程前から準備が始まり、まずは家の中を大掃除して、小さな祭壇を設置します。

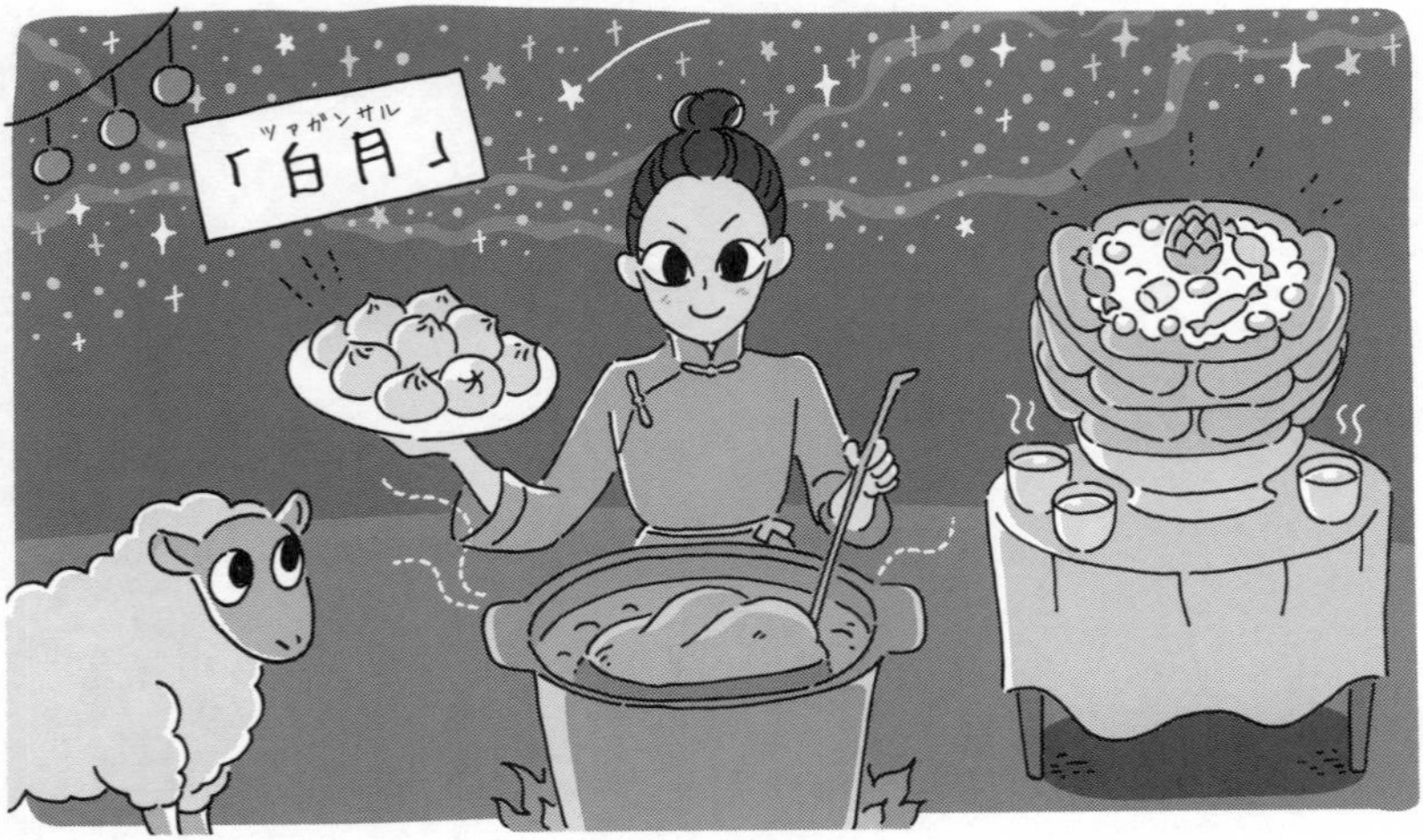

祭壇には煮込んだ羊肉や乳製品、お菓子などが飾られ、大晦日の夕方には家族全員で焚き火をして、先祖崇拝式を行います。近年ではモンゴルも漢民族と同じく、爆竹を鳴らすなどの習慣が模倣されるようになりましたが、家族の再会を祝うためのモンゴルの伝統料理「丸羊煮込み」を食べる習慣は今でも残っています。

また「拝年《はいねん》」と言って、目上の人や親戚、友人の家へ挨拶に訪れる習わしもあり、家々ではお酒、モンゴル式のミルクティー、羊肉、チーズなどを出して客人をもてなします。寒いモンゴルでは、身体を温める羊肉とミルクティーは必需品で、中医学では羊肉は身体を温めるだけでなく、虚弱体質を改善するとされています。私も毎年、この「白月」を楽しみにしているんですよ。

「細胞」を診るか「気」を診るか

さて、第5章では、内側＝内臓の状態が、外側＝体表に現象としてあらわれるという、中医学の基本の考えのひとつ「蔵象学説《ぞうしょうがくせつ》」をお伝えしていきたいと思います。

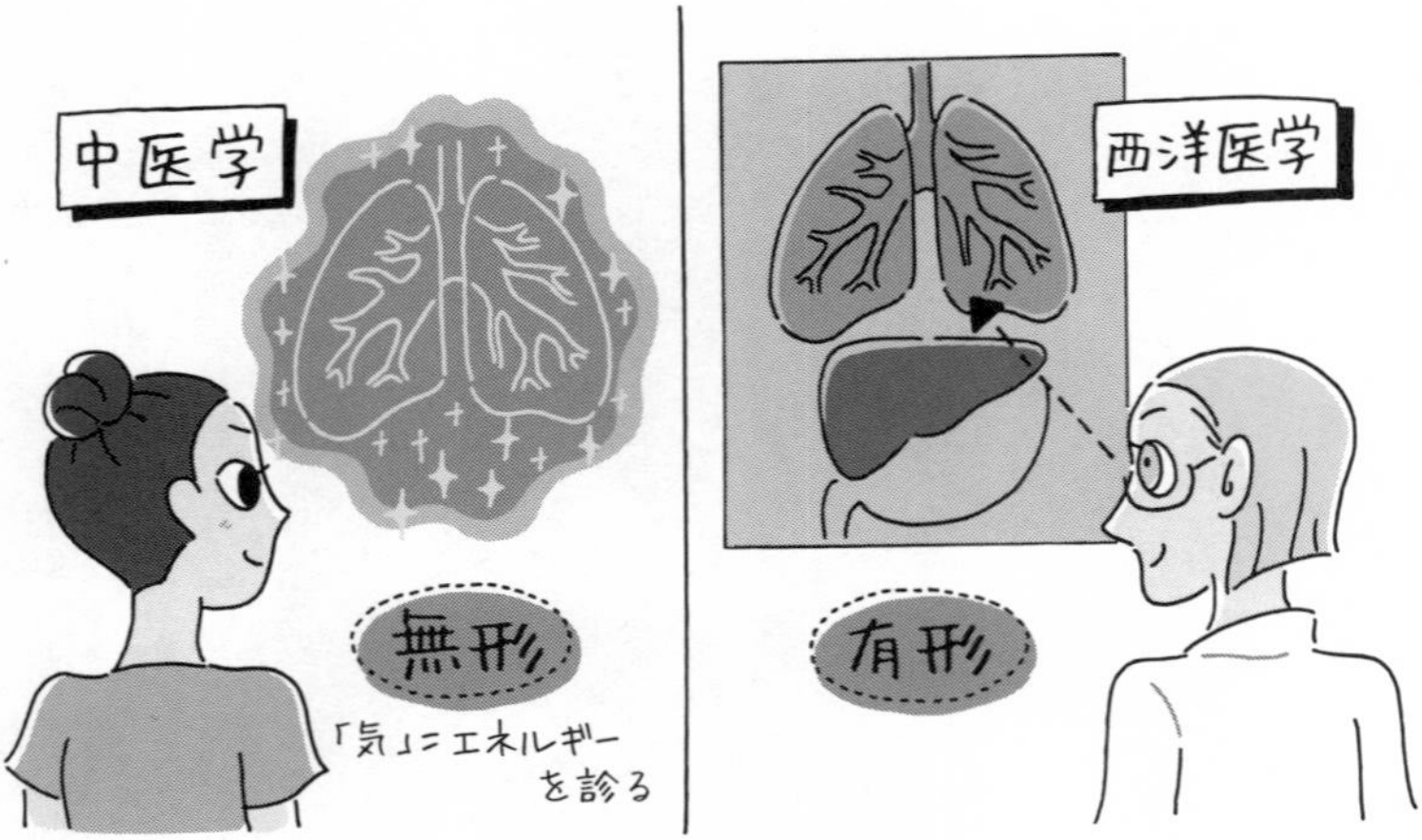

まず基本的な理解として、西洋医学の臓器の捉え方と、中医学における臓器の捉え方は違います。

西洋医学は目に見えるもの「細胞」が臓器の最小単位となりますが、中医学は目に見えない「気」が最小単位となります。ですから、肝＝肝臓や、腎＝腎臓など共通の認識の臓器も多くありますが、内臓全体を包み込む「三焦《さんしょう》」という臓器や、心臓を包み込む膜「心包《しんぽう》」などは、中医学独特のものとなります。

また、肝＝肝臓や、腎＝腎臓なども、臓器の位置や形などの概念は共通ですが、西洋医学のように解剖からみる具体的な形や機能だけを診るのではなく、その臓器を形作っている目に見えない「気＝エネルギー」の状態を診ることが、中医学の捉え方になります。

このように臓器に対する理解が、西洋医学＝有形、中医学＝無形というように、違いがあるということを覚えておいてください。さらに西洋医学の捉え方と大きく違うことは、臓器と季節にはとても深い関連があるということです。

第2章でお伝えした、この世界を構成しているのは木・火・土・金・水の五つの要素だという「五行学説《ごぎょうがくせつ》」を覚えていますか？

その考えの中の、〝五臓《ごぞう》〟と〝五季《ごき》〟を思い出してみてください。身体にとって必要な栄養を貯蔵し、身体を養う五臓は、肝（肝臓）・心（心臓）・脾（脾臓）・肺・腎（腎臓）でした。また、五季は春・夏・長夏《ちょうか》・秋・冬でしたね。季節ごとに担当を担う臓器が決まっており、各臓器は担当している季節に最もよく働くと考えられています。

五臓はしっかりと自然界の巡りとつながっている必要があり、季節のリズムに合わせて働くことができていれば問題は出にくいと考えられています。ですから、何らかの症状として表にあらわれている場合は、対応している臓器の不調やオーバーワーク、機能不全などが考えられます。

ではここからは、それぞれの臓器について、内側の状態が外側のどこにあらわれるのか、そして季節との関係について、詳しくお話ししていきましょう。

❖「肝」は目と爪に症状があらわれる

まず、「肝」からみていきましょう。

「肝」の不調は「目」にあらわれやすいと言われています。肝の状態が良ければかすみ目や疲れ目は少なく、視界がクリアで、白目の部分もキレイな色になります。

また、「肝」と血は深く関わっていて、貧血があると視力が低下するとも言われています。なので、西洋医学で目の不調を改善する場合は目薬が使用されますが、中医学では、血を補う食材を摂るなど補血して肝を養生する方法がとられます。中医学で目の不調に用いられる漢方は、羊やウサギの肝臓、龍眼肉（その姿が龍の眼に似ていることから名付けられたムクロジ科の果実）などで、目に良いおすすめ料理はレバニラや鳥のレバー煮込みなどです。これらは

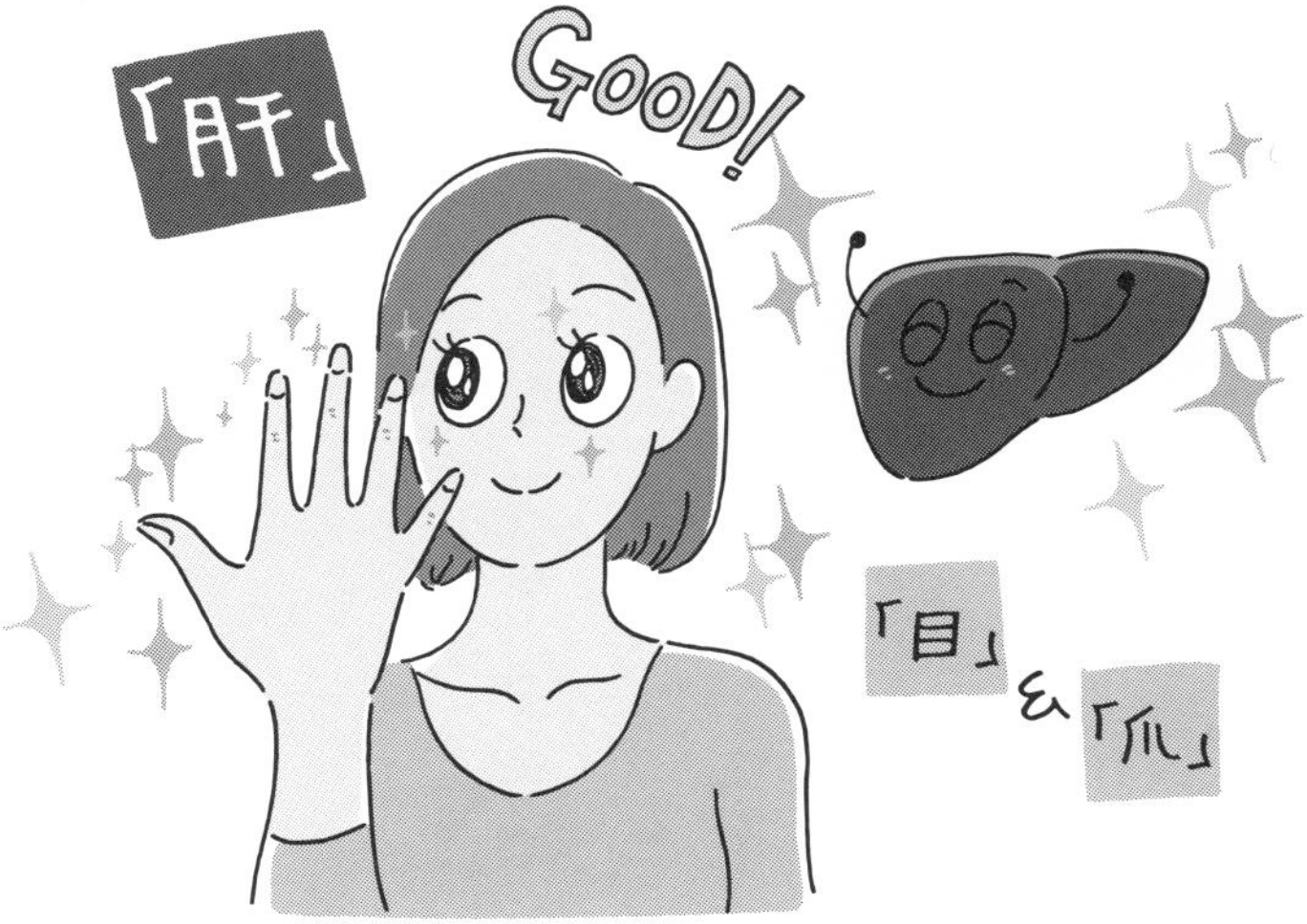

もちろん貧血予防にもなります。

また中医学の考えの中に、〝五華《ごか》〟というものがあります。

五華というのは、各臓器が良い状態であれば、そこをあらわす部位が華が咲くような美しい状態になる、というものです。

「肝」の五華は「爪」で、肝に不調があると爪が割れたり、爪の色が白く濁ったようになりますが、逆に華が咲くと、爪全体は薄いピンク色、爪の根元にある白い爪半月がしっかりあり、表面も滑らかでツヤやかな状態になります。

ちなみにこれは中医学的な観点から見たアドバイスになりますが、常にネイルアートを行い続けることはあまりおすすめできません。爪の表面をぴっちり覆うネイルアートは、爪の呼吸を阻害してしまうだけでなく、「蔵象学説《ぞうしょう》」で考えると、肝臓の呼吸をも阻害することになるからです。

さらにほかにも〝五情《ごじょう》〟といって、「感情は臓器から生まれる」という考えがあります。「肝」の五情は「怒り」で、怒りっぽくなっていたり、ケンカっぱやくなる、イライラしやすい状態の時も、「肝」に異常があらわれているサインです。

季節との関わりを見ていくと、「肝」と対応している季節は「春」で、春といえば暖かな春風が強くなる時期でもあります。肝の調子が良ければ問題ありませんが、機能が弱っている場合、春風の影響を受け過ぎて肝の働きが過剰、もしくは不足になり、花粉症などの症状が出ると考えられています。春に不調が出やすい人は冬のこの時期から養生して、春に備えてくださいね。

✿舌に異常が出やすい「心」

続いて、「心」です。「心」の状態は「舌」に現れます。「心」は精神面も担っている臓器なので、味覚だけでなく言語にも症状があらわれると考えてください。

精神面でつらい状況が続くと、言いたいことが言えない、言葉が出てこない、ろれつが回らない、コミュニケーションが難しくなるなど、言語に異常があらわれることがあります。また、元気がない時や落ち込んだ時など、味がよく分からなくなる、濃い味付けのものをやたらと好むなど、味覚に異常が出やすくなります。

「心」の華は「顔色」で、華が咲いた状態になると、顔色は血色が良い桃色で、つやつやして活気に満ちた印象を与えます。逆の場合は顔色が悪く、疲れた印象になります。五情は「喜び」で、「心」のバランスが整っていたら、穏やかな気分でいられるはずです。

季節は「夏」を担当しており、暑さで熱が過剰になり過ぎると「心」がダメージを負い、夏バテや熱中症などにかかりやすくなります。ですから暑過ぎる時間帯の外出はなるべく控

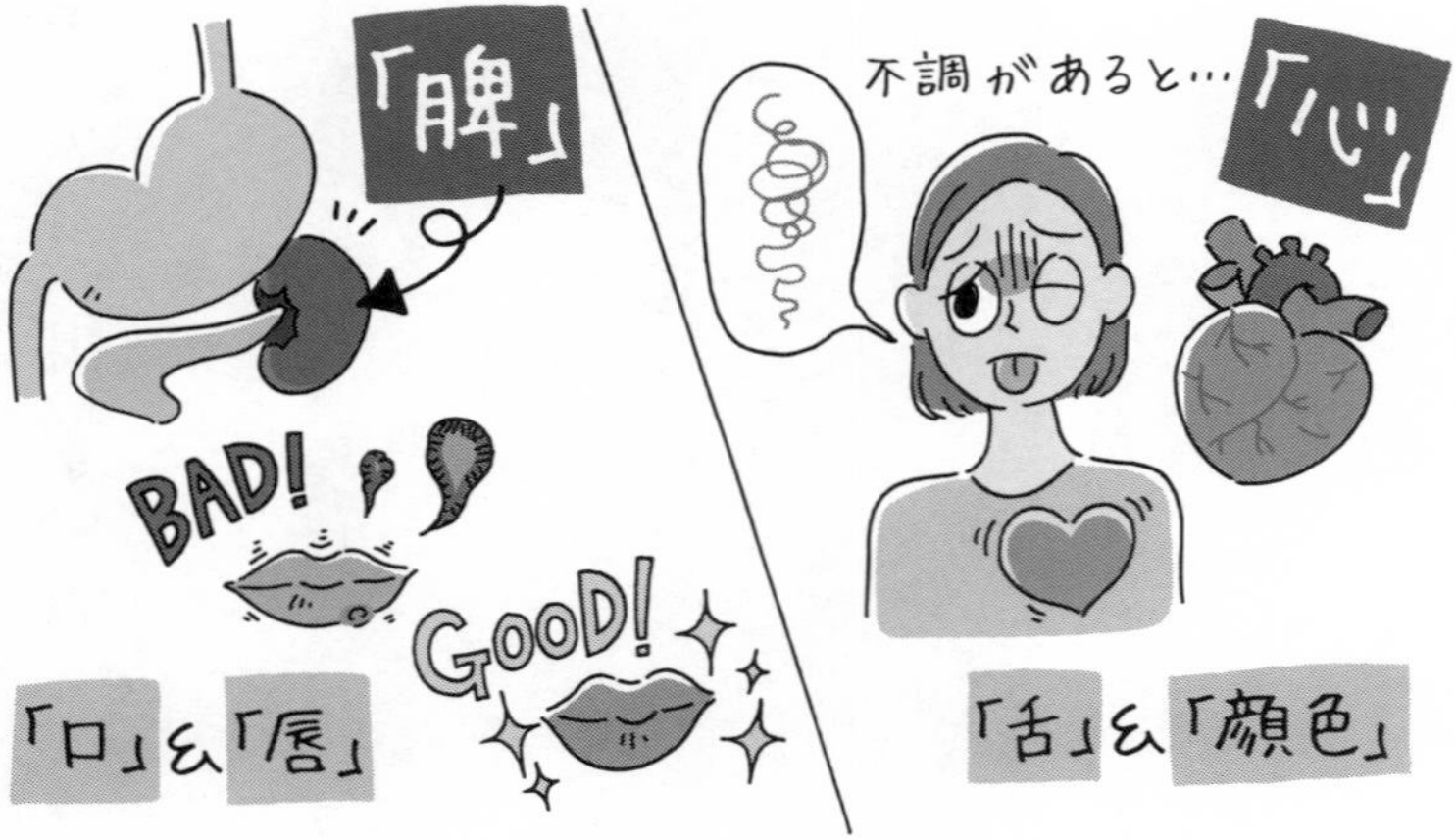

え、昼寝などをして心臓を休めることと、熱を抑える作用のあるスイカやトマトなどを食べることをおすすめします。

湿気が増える長夏は脾胃の状態に注意

「脾」は、口周りにその状態があらわれます。炎症が起きたり、口内炎ができたり、口唇ヘルペスができるなど、口周りのトラブルが起きたなら、それは消化器系の不調のサインです。

子どもはたくさん食べて成長しますが、年を取ると食べ過ぎは胃腸に負担を与え、消化吸収も悪くなりますよね。人が抗うことのできない老化現象を一番感じさせる臓器でもあります。

また、五華は「唇」で、唇も同じく、子どもの頃はプルプルして瑞々しいですが、年齢と共に弾力はなくなり厚みも薄くなっていきます。五情は「思慮」で、くよくよ思い悩む、思考が止まらない、他者の意見に左右される、人に支配されやすいといった状態は、「脾」の不調が考えられます。

季節は「長夏」を担当していて、これは、陽から陰へと移行する境目の時期になります。陽の気を静めて陰へと移行するために空気中に「湿気」が多くなるので、水分を摂り過ぎたり、体内の水分調整がうまくいかないと、泥状便になりやすくなります。この時期の養生法としては、とにかくお腹を冷やさないことです。

✤秋は肺の季節 白い食べ物で養生を

「鼻」に症状があらわれやすいのが「肺」です。鼻炎、鼻水、鼻づまりなどが長く続くよう

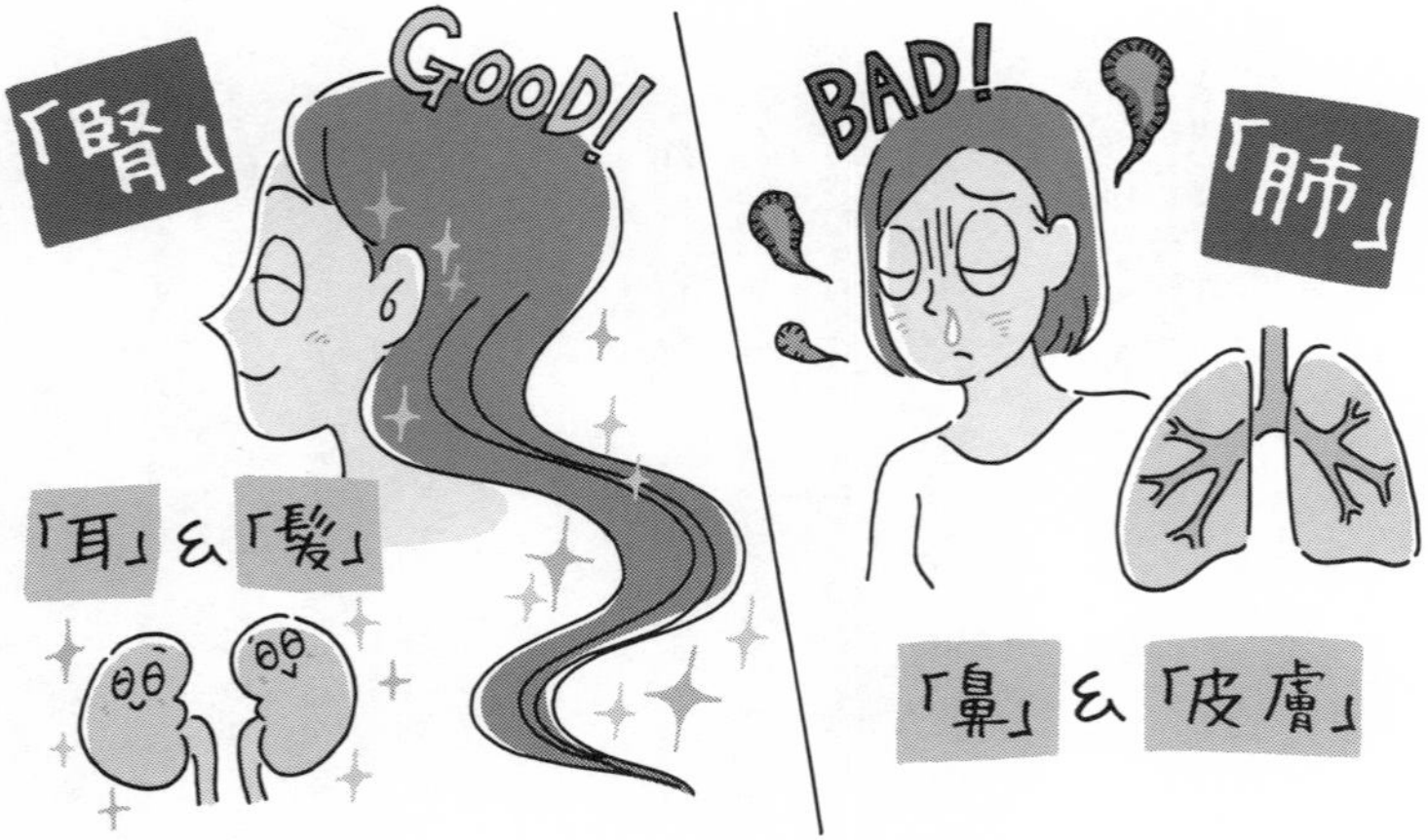

であれば、「肺」の機能が弱まっている可能性があります。

「肺」の華は「皮膚」で、丈夫できめ細やかな皮膚は「肺」が元気な証拠です。五情は「悲しみ」を担当しており、季節は「秋」になります。

秋になると葉が落ちたり、陽が落ちるのが早くなるなど、自然界が陰の世界へと入っていきます。それに合わせて、人の感情も悲観的になりやすくなるので、この時期に物悲しさを感じることは「天人合一」、誰にでも起こることです。ですが常に胸のあたりが息苦しいような悲しさが続く場合は、注意が必要になります。

また、秋は乾燥しやすく、肺に乾燥が入り込むと熱が出やすくなります。喉や肺に潤いを与える大根、カブ、百合根、杏仁豆腐など白い食べ物を食べて、この時期は「肺」を養生してください。

❖腎の症状は耳と髪にあらわれる

最後は「腎」です。本書の中で何度かお伝えしてきましたが、「腎」は両親から受け継いだ「先天の精」を蓄え、生まれながらに与えられたエネルギーを抱えている臓器です。

症状があらわれやすいのは「耳」で、耳鳴り、難聴、耳が塞がったような感覚、目眩などは「腎」にまつわる不調が考えられます。

また、「腎」の華は「髪」で、華が咲くとコシがあり艶のある美しい髪になります。季節は冬を担当しており、過剰な寒さは「腎」を冷やしダメージを与えるので、とにかく身体を温める養生を心がけてください。

中医学では、女性は七の倍数、男性は八の倍数の年齢に身体の変化が起きやすいと伝えられていますが、これは実は「腎」の陰陽のエネルギー（性ホルモン）の変化をあらわしています。女性の場合は35歳頃から陰のエネルギー（女性ホルモン）が減っていき、49歳前後に更年期を迎える方が多いです。男性は40歳頃に陽のエネルギー（男性ホルモン）が減り、64歳を過ぎると精子が少なくなると言われていて、この時期になると機能としての性別の区別はなくなり、性別にとらわれることのない一人の人間へと変化します。7歳頃までも同じく、性的な機能という意味での男女の性別は曖昧ですよね。このように、人生の最初と最後は、陰陽どちらにも偏ることがない「人」として過ごします。この中医学の思想も、人の存在の深さを教えてくれます。

いかがでしたか？

内臓の状態は目に見えないように思えますが、実は内と外はつながっていて、表面にすべてあらわれています。これからはこの「蔵象学説」を踏まえて、まずは自分自身を観察してみてください。きっと見方が変わるはずです。

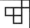

第5章まとめ

●目には見えない身体の内側の状態＝内臓の状態が、実は表面にあらわれているという考えを「蔵象《ぞうしょう》学説」と呼ぶ。

●「蔵象学説」は「五行学説」の肝・心・脾・肺・腎＝五臓、怒・喜・思慮・悲・恐＝五情、春・夏・長夏・秋・冬＝五季等と深い関連がある。各臓器が各季節のリズムに合わせて働くことができていれば、問題は出にくいと考えられている。

●西洋医学と中医学の臓器の捉え方の違いは、西洋医学では細胞が臓器の最小単位、中医学では目にみえない「気」が最小単位となる。肝＝肝臓や、腎＝腎臓など共通の認識の臓器も多くあるが、内臓全体を包み込む「三焦」という臓器や、心臓を包み込む膜「心包」などは、中医学独特のものとなる。

●「肝」に不調があると春に花粉症などの不調を起こしやすく、目や爪に症状があらわれやすい。感情面では怒りっぽくなる、イライラしやすくなるなどが挙げられる。

●「心」に不調があると舌に症状があらわれ、味覚や言語にも影響がある。また、顔色が悪く疲れた印象を与えることも。

●「脾」に不調があると口内炎、口唇ヘルペスができるなど、口周りのトラブルが起きやすい。

●「肺」に不調があると鼻や皮膚に鼻炎やトラブルが起きやすい。

●「腎」に不調があると耳鳴りや目眩、髪にあらわれやすくなる。

etc…

Column

五臓と六腑は陰陽表裏関係

内側の状態は目には見えませんが、みなさんも日常的に自他に対して「今日、なんか元気なさそうだな」「疲れた顔している」なんて、見た目の印象で感じることが多々あると思います。逆に嬉しいことがあったり、恋愛がうまくいってる人なんかからは、内側から輝きを放つような何かが伝わってきますよね。こんな感じで、実はその人の状態というのは、外側に筒抜けだったりします。

第５章では五行の肝・心・脾・肺・腎の五臓の話をしましたが、この五臓は「胆」「小腸」「三焦」「胃」「大腸」「膀胱」の六腑と陰陽表裏一体関係となっています。例えば肝でいうと「胆」がその関係にあたり、五行では「胆」も「木」に属しています。なので診断する時は肝だけでなく、「胆」のあらわれも一緒に診ます。「胆」に不調があると口の中が苦い、ため息がよく出る、耳鳴りがする、黄疸が出るなどの症状があります。

脾で説明すると陰陽表裏は「胃」で、同じ「土」に属しています。症状には胃痛、膨満感、吐き気、消化不良、食欲低下、口臭が酷くなる、胃酸やゲップなどがあります。

ちなみに、内臓のどの位置に胆のうや脾臓があるかをご存知ですか？西洋医学と中医学の臓器の捉え方は同じではないですが、自分の身体を知ることはとてもとても大事。分からない人は、まずは調べてみてくださいね。

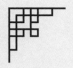

第６章

〝気《き》・血《けつ》・津液《しんえき》〟の働きを知ろう！

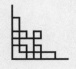

2021年『隔月刊セラピスト』4月号掲載

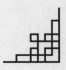

陰から陽へ巡る季節

毎年2月下旬～3月上旬になるとまだまだ寒いですが、土や草木、風や小川に春の息吹が感じられると思います。

この時期、陰から陽へと、自然界も私たちの心も移行していきます。私の故郷の内モンゴルは5月頃までは寒さが続くので、それまでは温かい飲み物や食べ物を摂り、身体が冷えない養生が続けられています。ですがやはり、心は春へと向っています。

日本では春は花粉症に悩まされる

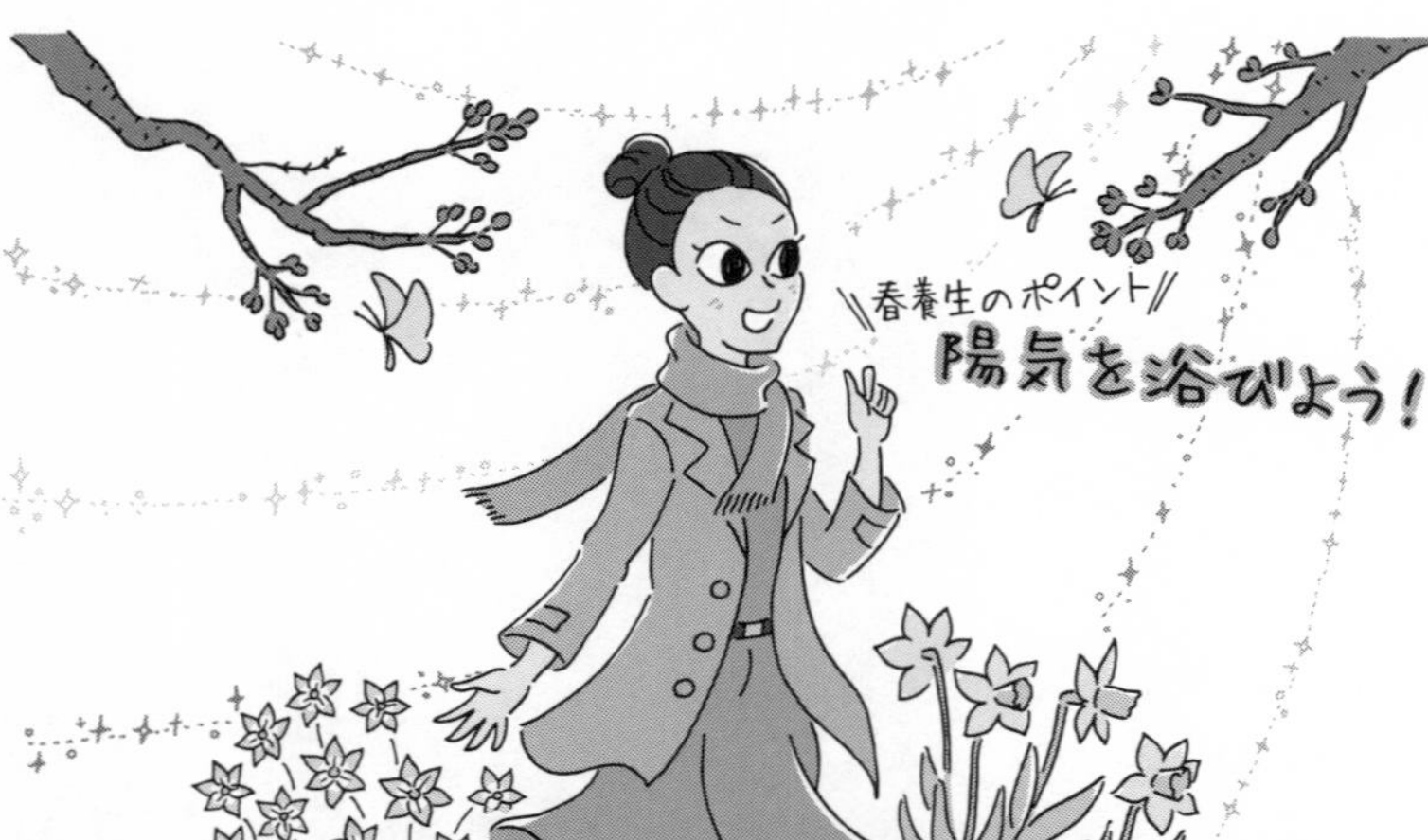

方が多いですよね。春養生のポイントは、肝と脾のバランス。肝と脾をケアしてくれる緑色の野菜、長ネギ、菜の花、ほうれん草、小松菜、アスパラガスや韮がおすすめの食材です。またこの時期は春風が強いので、首周りのツボ、風門《ふうもん》や風池《ふうち》から冷えが入らないよう、ストールなどを巻いて守ることを心がけてください。

過ごし方のアドバイスとしては、ぜひ外に散歩に出かけてください。散歩をしながら春の陽気を身体いっぱい浴びると、身体も心も喜びます。また、穏やかな気持ちでいられるよう、まずは自分自身を褒めて満たし、周囲の人とも優しい気持ちで関わることができるように、意識的でいたいですね。

自然界から酸素 食べ物から栄養を

では第6章のテーマ、気《き》・血《けつ》・津液《しんえき》のお話しをしていきましょう。

これまでにもお伝えしてきましたが、この3つは、人間が生命活動を維持するために欠かせない要素です。これらがなければ、生きていくことはできないと中医学では考えます。

もう一度、まずは〝気〟から詳しく説明していきますね。

〝気〟は今までに、何度もその重要性をお伝えしてきたので繰り返しになりますが、生きているものにはこの〝気〟が流れています。

人間にとって必要な〝気〟は2つあって、1つ目は〈自然界の清気〉です。私たちが生きていけるのは、呼吸をして酸素を取り込んでいるからですよね。呼吸が停止してしまったら、息が絶えたということ。この「酸素」の元が〝気〟で、宇宙にこの〝気〟が満ちているおかげで、生きることができています。

2つ目は〈身体の中にある気〉です。私たちは個々に、身体に〝気〟を宿して生まれてきます。これを〈先天の精気〉と呼びます。お父さん、お母さんから受け継いだ〝気〟のことで、生まれ持った身体の丈夫さや寿命など、自分ではどうすることもできない要素です。この〈先天の精気〉は腎に貯蔵されていると考えられています。

一方、日々の生活を送る上で欠かすことができないものが〈後天の精気〉です。生まれたら母親と臍の緒が切れますから、自力で栄養を供給する必要があります。水や食物など、口にするものがこの〈後天の精気〉にあたります。これは臓器では脾・胃で吸収されるので、胃腸の状態が良好であることが重要になってきます。ですから中医学には薬膳があって、食事がとても大切に考えられているのです。もちろん、〈自然界の清気〉を取り込む器官、肺が丈夫であることも大事になります。

気が少なくなる「気虚」ストレスで滞る「気滞」

漢字が使われている国では、人間の状態を〝気〟を使ってあらわしていることが多く見られます。日本でも、元気・やる気・根気・勇気・気骨・気絶・意気揚々・意気消沈など、〝気〟がつく言葉がたくさんありますよね。それだけ〝気〟が重要だと考えられてきたからなのでしょう。〝気〟が満ちている時は見た目からハツラツとしていますが、〝気〟が不足したり滞ると、当然、不調が出てきます。

中医学ではこれを大きく2つに分けて「気虚《ききょ》」「気滞《きたい》」と言います。次に簡単なチェックシートを用意したので、自分の状態を確認してみてください。

気虚

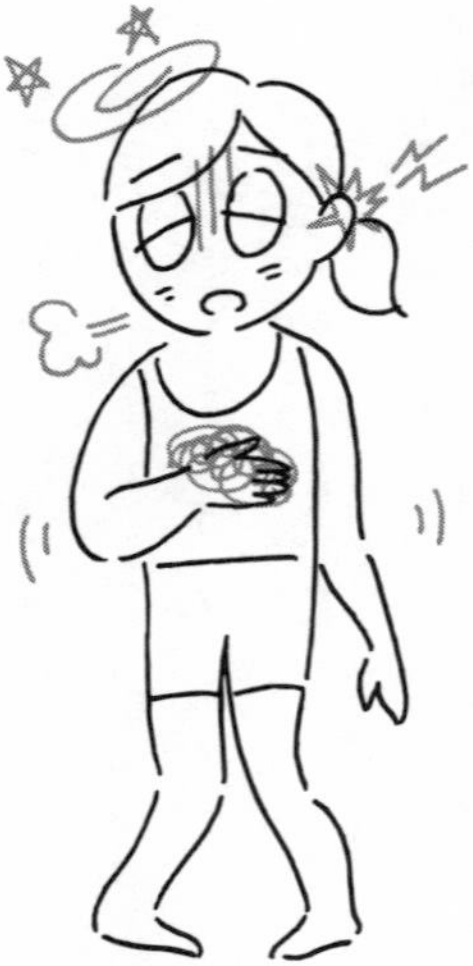

☑チェックシート

- □ 疲れやすい
- □ 気力や体力がない
- □ 身体がだるく動きたくない
- □ めまいや耳鳴りがある
- □ 消化不良、息切れがある
- □ 風邪をひきやすい

まず「気虚」は、身体のエネルギーが足りない状態です。〈先天の精気〉が元々少ない場合や、消化器の機能低下、過労などが主な原因です。

〝気〟を補う食べ物は山芋類、鶏肉、卵、なつめ、豆類などです。「気虚」ひとつとっても肺気虚・脾気虚・心気虚などさらに掘り下げていくことができるので、もっと学びたいと感じている方は、ぜひ深めていってくださいね。

一方、「気滞」はズバリ、ストレス状態を指します。〝気〟がうまく流れることができず、出口がなく体内でさ迷っている状態です。気を調整する

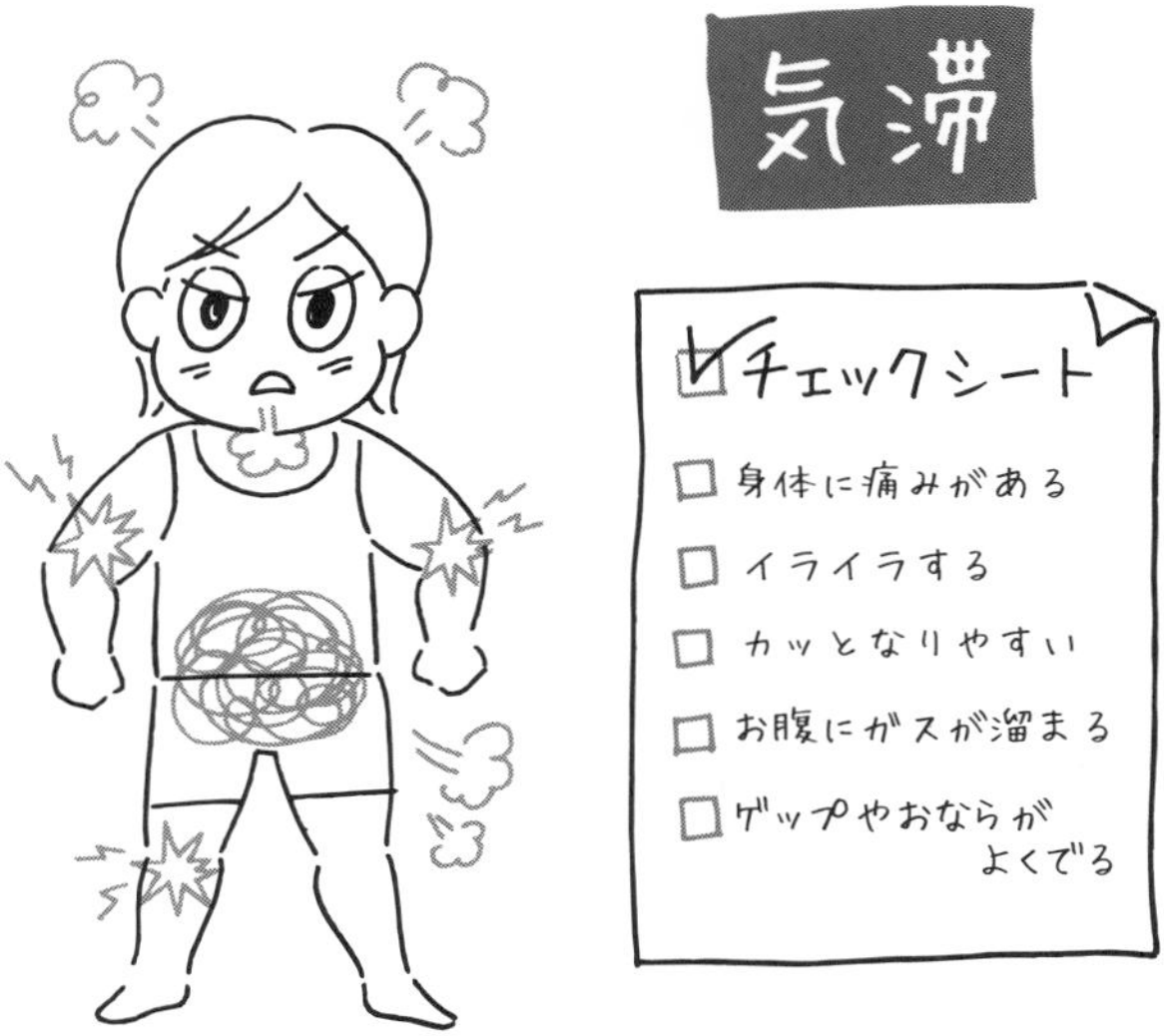
気滞
チェックシート
身体に痛みがある
イライラする
カッとなりやすい
お腹にガスが溜まる
ゲップやおならがよくでる

肝の機能がストレスで失調してしまっている可能性があるので、肝のケアも重要になってきます。

〝気〟の流れを良くしてあげる必要があるので、「自分がどんな状態だと心地よく過ごせるのか？」「どんなことをストレスだと感じているのか？」、気持ちと向き合うことが大切になります。「気滞」が改善すると、ものの凄くラクになったと感じる方が多いです。

「気虚」「気滞」共に胃腸が弱っている状態なので、白米やもち米を入れたお粥がおすすめ。「気滞」には大根や陳皮、蓮根、飲み物だとローズ、菊花茶などが〝気〟の流れをサポートしてくれます。

〝血〟は身体の精神と深く関わる

次は、女性にとってとても大切な〝血〟を詳しくみていきましょう。

血の通った人・血色が良い・血潮・血筋・血眼・血が騒ぐなど、やはり〝血〟もたくさんの言葉として使われています。その人の心の状態をあらわしていることが多く、私は〝血〟は情や生命の躍動をイメージさせるものだと感じています。

一般的な作用としては、人体に栄養を運んでくれる物質で、中医学では「滋潤《じじゅん》」作用、心身の栄養と潤いを司っていると考えられています。

また、〝血〟は精神と深い関わりがあり、〝血〟が足りないと物忘れ、不安感、生命感覚が希薄（生きている実感が乏しい）などが起こりやすくなります。中医学では、貧血があるとうつになりやすいとも捉えられてます。月に一度、たくさんの血を消耗する月経が起きる女性

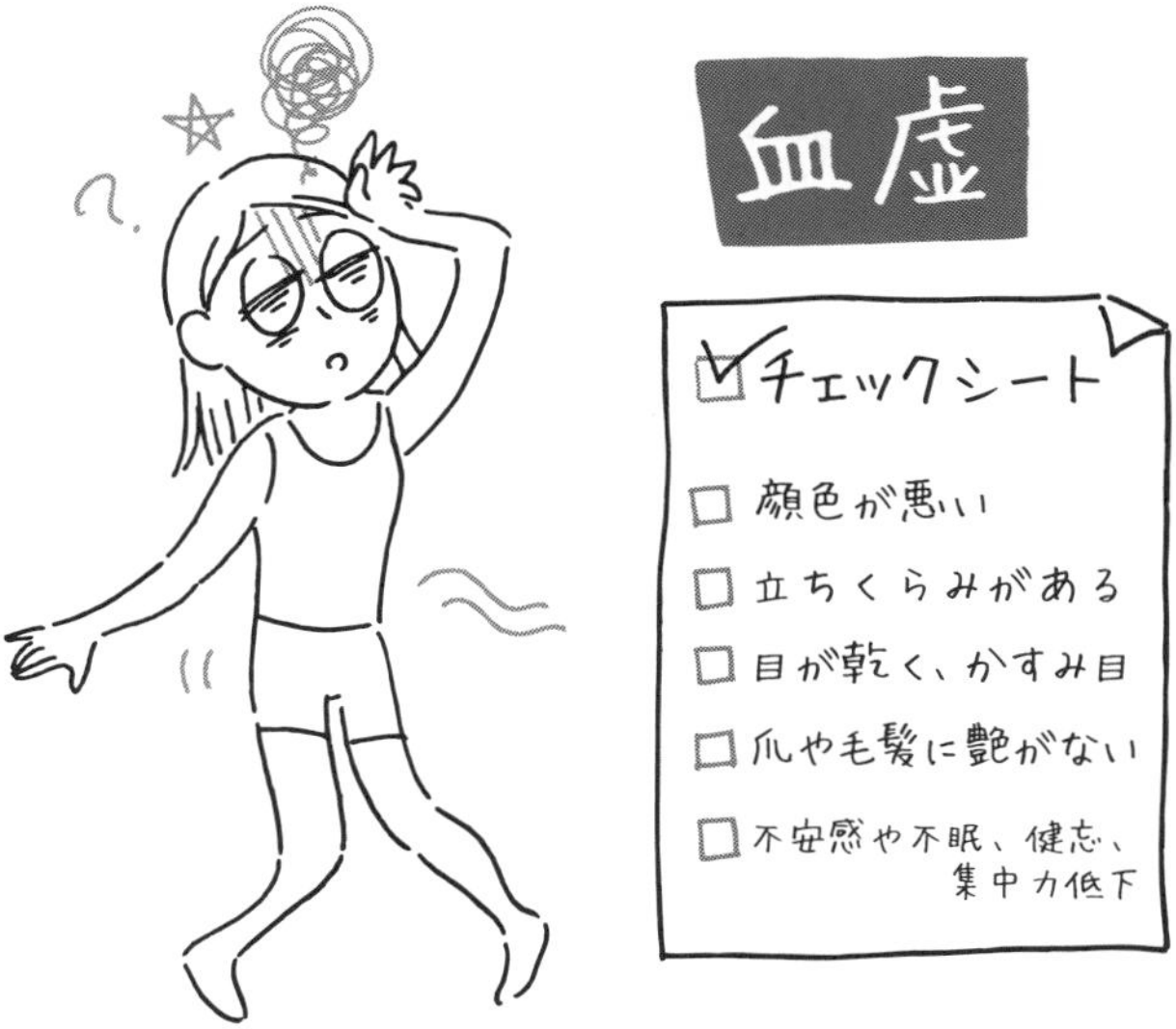
血虚
チェックシート
顔色が悪い
立ちくらみがある
目が乾く、かすみ目
爪や毛髪に艶がない
不安感や不眠、健忘、集中力低下

は、元々〝血〟の不足が起きやすいので注意が必要です。〝血〟の不調もチェックシートを用意したので、行ってみてください。

では、「血虚《けっきょ》」から説明します。「血虚」とは血が不足した状態で、臓器や経絡が栄養失調状態になっていることです。月経、出産による〝血〟の不足だけでなく、目の使い過ぎ、夜更かし、過労でも血は消費されます。

セラピストやエステティシャンの元には、ダイエットの相談で来店するクライアントさんもいらっしゃると思うので知っておいて欲しいのですが、「食べないダイエット」は〝気〟も〝血〟も作ることができなくなります。そのうち腎臓に貯蔵された〈先天の精気〉まですべて使い果たし、命が途絶えてしまうことにつながりかねません。また、目の使い過ぎも〝血〟をたくさん消費するので、大人のスマホ依存だけでなく、子どものゲーム依存も要注意。中国もゲーム依存は深刻な問題ですが、若者の突然死が増えています。

〝血〟を補うためには、やはり胃腸に優しく消化吸収しやすいお粥が最適。栗にナツメを入れたお粥は、中医学では出産後にもよく食べられています。112ページにレシピを紹介したので、作ってみてくださいね。ほかにも羊肉や牛肉も補血におすすめの食材です。

瘀血《おけつ》は痛みを引き起こす

続いて「瘀血《おけつ》」です。

〝血〟の巡りが悪くドロドロになった状態で、滞りがあるので新鮮な〝血〟が流れにくくなり

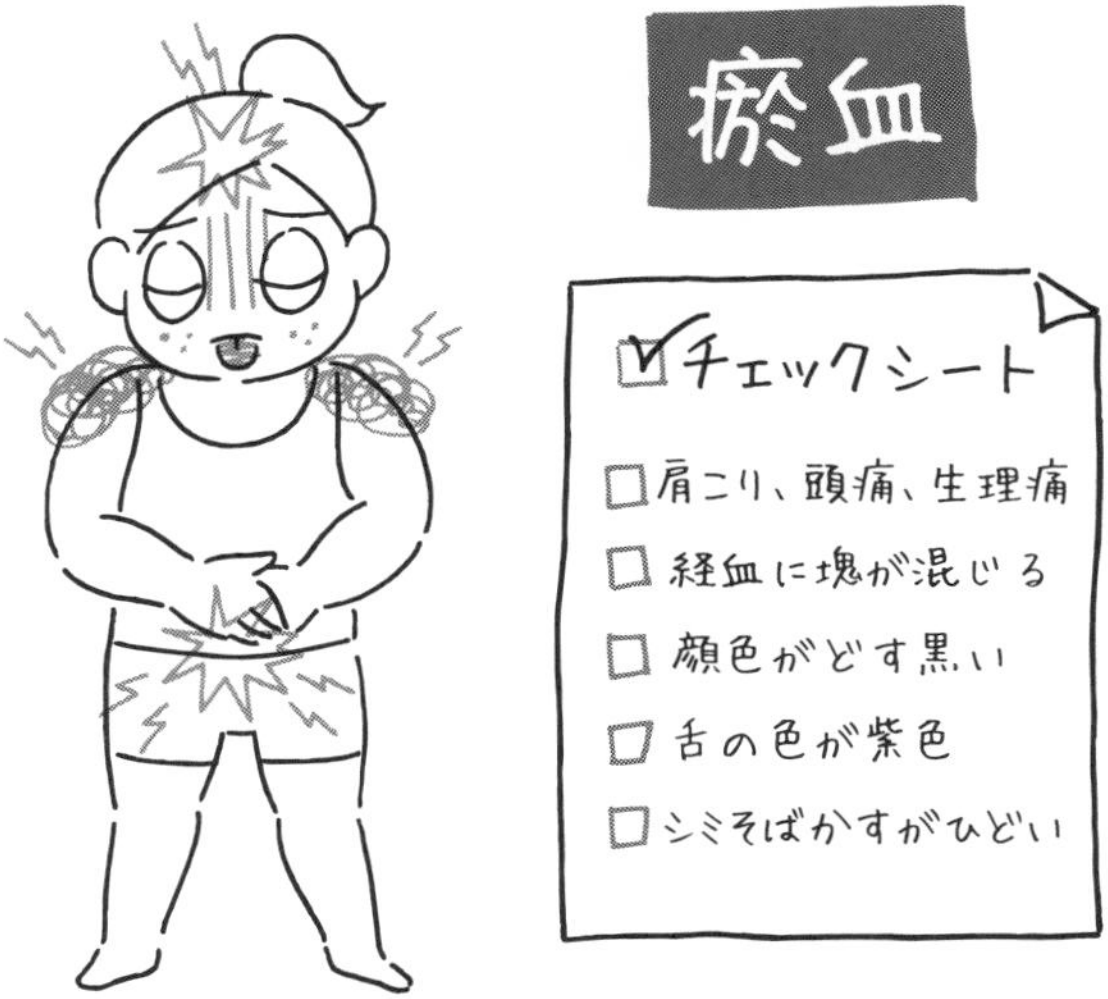
瘀血
チェックシート
肩こり、頭痛、生理痛
経血に塊が混じる
顔色がどす黒い
舌の色が紫色
シミそばかすがひどい

ます。原因は飲酒、喫煙、寝不足、過労、ストレス、糖分や油分の摂り過ぎなどが考えられます。

「瘀血」は冷え、腰痛、神経痛、月経困難症など痛みの原因になり、重症になると子宮内膜症や腫瘍、がんの原因にもなると考えられています。

また、貧血があるのなら、〝血〟が足りないので生理不順になりやすく、古い〝血〟が排出されず子宮内に溜まることになるので「血虚」と「瘀血」を同時に引き起こすと考えられています。

「瘀血」はシミそばかす、顔色のトー

ンが悪い、巡りが悪いので太りやすくなるなど、美容面でも残念なことだらけ。おすすめの食材は黒木耳、クルミ、黒糖、生姜などです。

必ず冷えがあるので、黒糖と生姜をお湯で煎じて飲むドリンクがお手軽で良いです。ですが食事だけでは不十分なので、表面の古い血をこすり流すカッサ、深部に滞った「瘀血」を吸い出すカッピング（吸い玉）の施術を併せて行うのが理想的。私も珍しく頭痛と疲労感が強かった日があったので、サロンのスタッフに刮痧とカッピングを行ってもらいましたが、見違えるほど元気になりました！

✤ セルライトや原因不明の病には……

最後は〝津液《しんえき》〟です。

お伝えしている通り血液以外の体内の水分のことで、津《しん》は汗や尿など流動性のあるもの、液《えき》は胆汁や脳髄液など、膜や臓器の中を流れる重みのある水分だと捉えられています。いずれも身体の動きを円滑にしたり、余分な熱を下げる働きがあります。〝津液〟もこれまでと

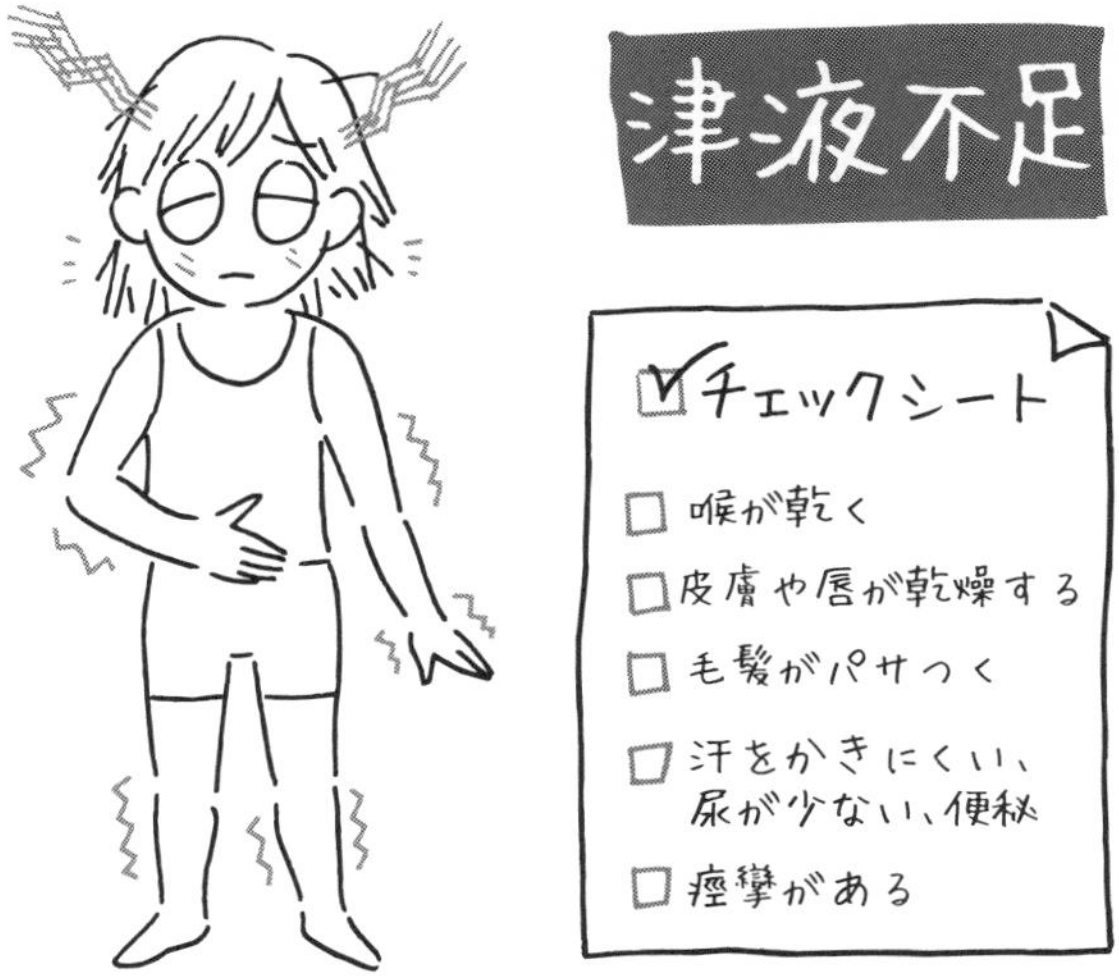
津液不足
チェックシート
喉が乾く
皮膚や唇が乾燥する
毛髪がパサつく
汗をかきにくい、尿が少ない、便秘
痙攣がある

同じく、チェック表を確認してみてください。

まずは「津液不足」ですが、原因は暑さによる水分不足や、汗をかき過ぎる、下痢や多尿、辛い物の食べ過ぎ、加齢などです。

怒りなどの感情を抑制する働きもあるので、激しい感情変化を繰り返しても不足します。「津液不足」には潤いを促す白い食べ物が良く、梨、大根、蕪、百合根、白木耳、白粥、豆乳、杏仁などがおすすめです。

もうひとつの「痰飲《たんいん》」ですが、これは津液が過剰になり滞っている状

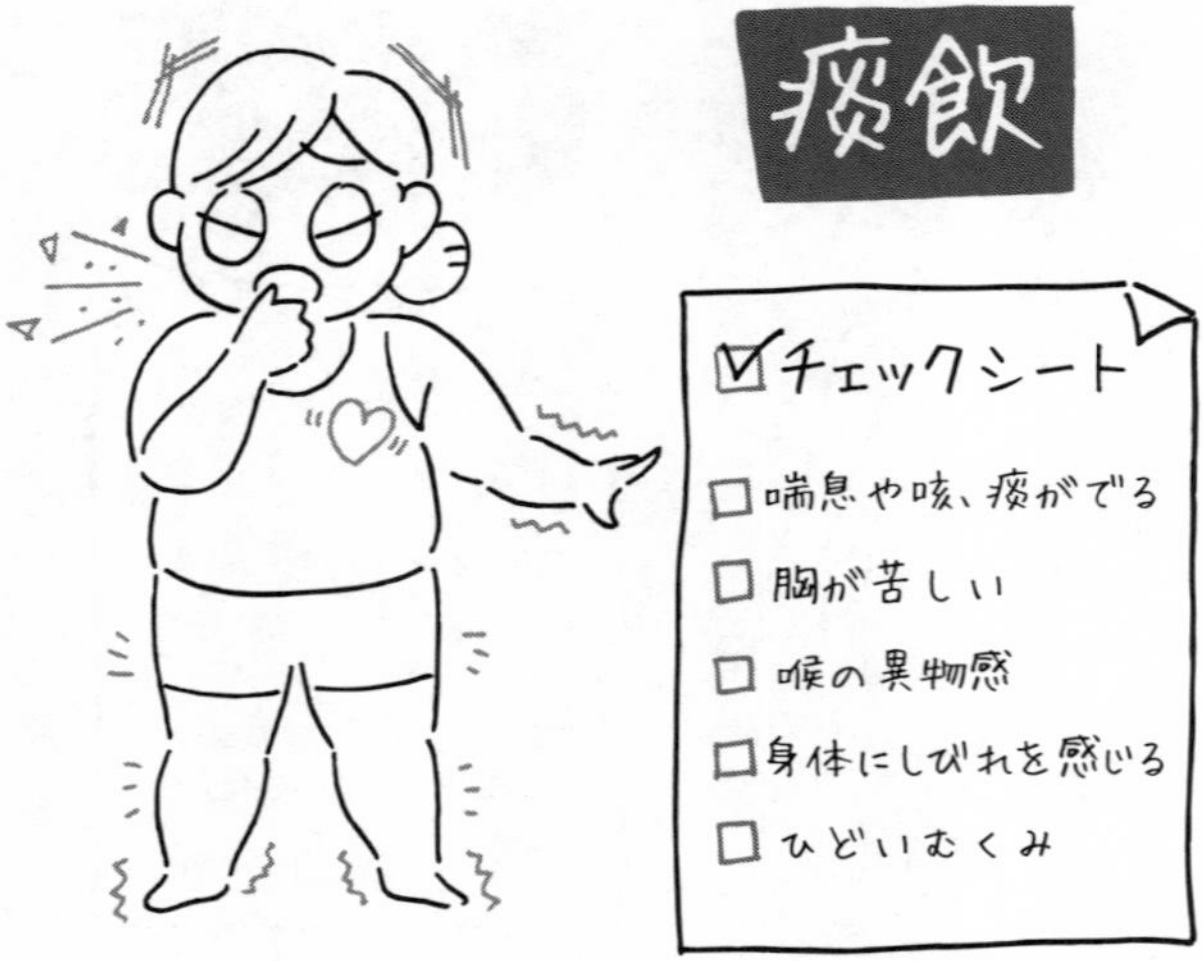
痰飲
チェックシート
喘息や咳、痰がでる
胸が苦しい
喉の異物感
身体にしびれを感じる
ひどいむくみ

態です。

脂っこい食事の摂り過ぎ、過剰な水分摂取、冷えなどが原因です。例えば、ラーメンなど味つけの濃いものを食べた後は喉が乾きますよね。

冷たい水や炭酸飲料を欲する感覚になると思いますが、この脂っこい食事＋冷たい飲み物は「痰飲」を加速させます。「痰飲」はセルライトや奇病怪病の原因にもなるので、ギトギト状態の水分を正常に戻してあげる必要がありますが、中医学の中でも対処がとても難しいと言われています。

実は中医学の考えでは「一日何ℓの

Provided by セラピスト Bi-monthly

THERAPY WORLD Tokyo 2023

会場アクセス

東京都立産業貿易センター浜松町館

東京都港区海岸1-7-1　東京ポートシティ竹芝

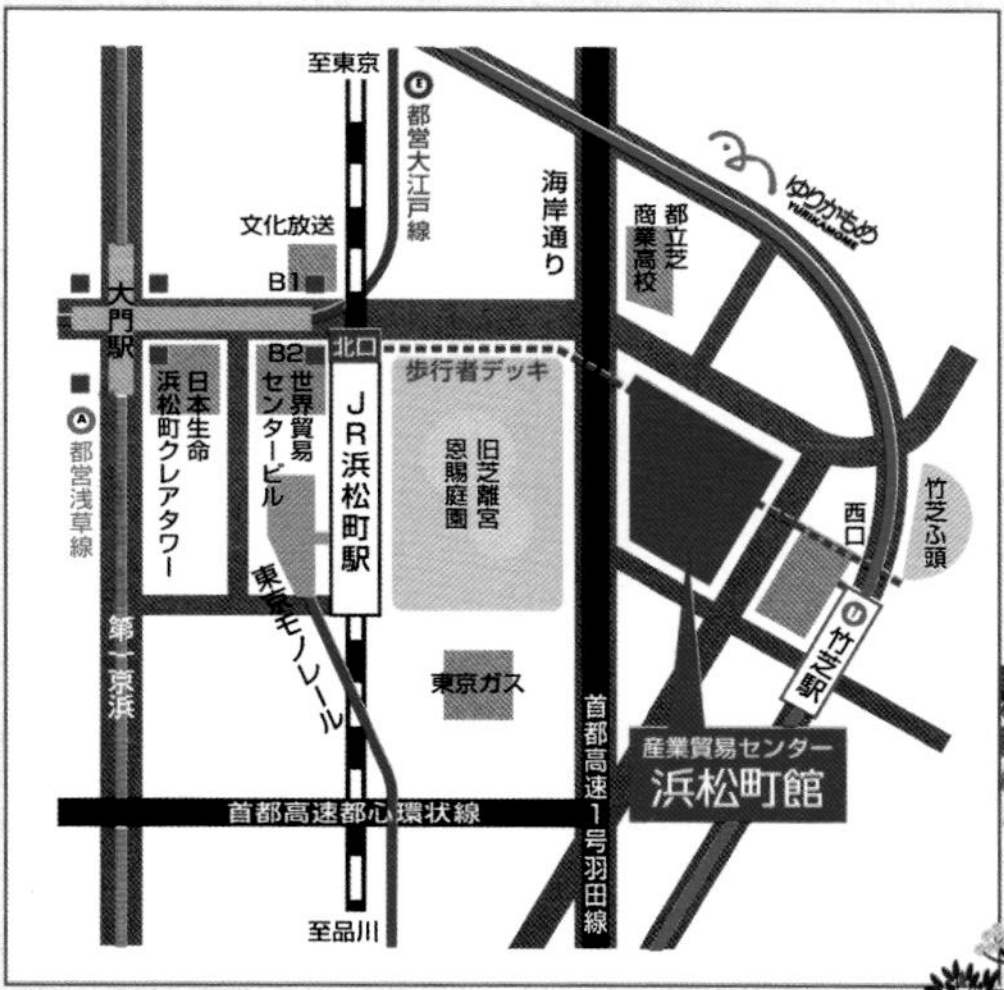

最寄り駅

- JR 浜松町駅北口から約350m（徒歩5分）
- 東京モノレール浜松町駅北口から約350m（徒歩5分）
- 新交通ゆりかもめ竹芝駅から約100m（徒歩2分）
- 都営浅草線・都営大江戸線大門駅から約450m（徒歩7分）
- 羽田空港から約30分

セラピーワールド東京　検索　https://therapyworld.jp

主催

「THERAPY WORLD Tokyo」EXPO事務局
（株）BABジャパン『セラピスト』内

〒151-0073 東京都渋谷区笹塚1-30-11中村ビル
TEL 03-3469-0135　MAIL expo@bab.co.jp

LINE　Twitter　Facebook　Instagram

ピストのハートを体感！
できる、セラピーライフスタイル総合展

買う！
体験する！

新ゾーンも加わりパワーアップ！
ショッピング、施術体験、商談etc.

アロマ、ハーブ、ボディワーク、ヒーリングなどのブースに「オーガニック＆ナチュラルコスメ」「和のセラピー（和精油・和ハーブ・和手技・和食）」などの新ゾーン登場！　マルシェでお買い物、ブースで施術体験＆商談ができます。

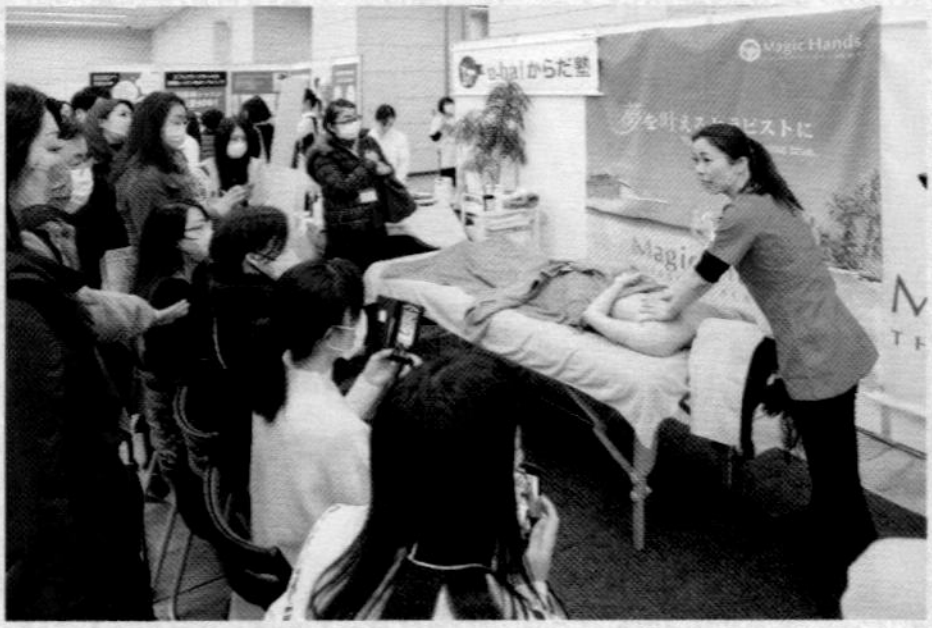

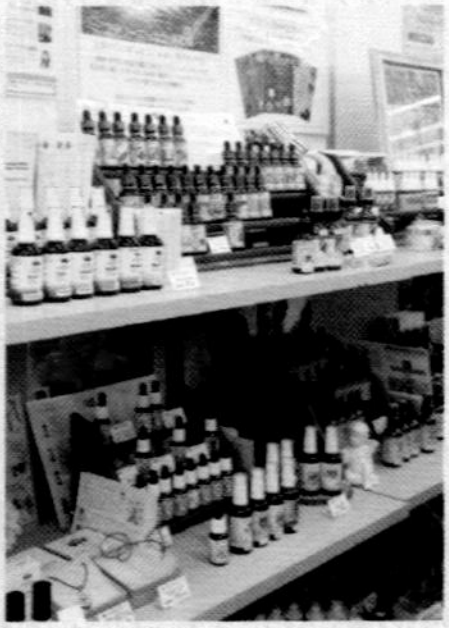

創る！
チャレンジ！

「豊穣の秋」をテーマに
「アロマ&ハーブ クラフトコンテスト」開催！

過去２度にわたり開催した「アロマ＆ハーブ クラフトコンテスト」。今回のテーマは「秋に贈りたい、飾りたいクラフト」です。ホームページよりご応募ください！　→

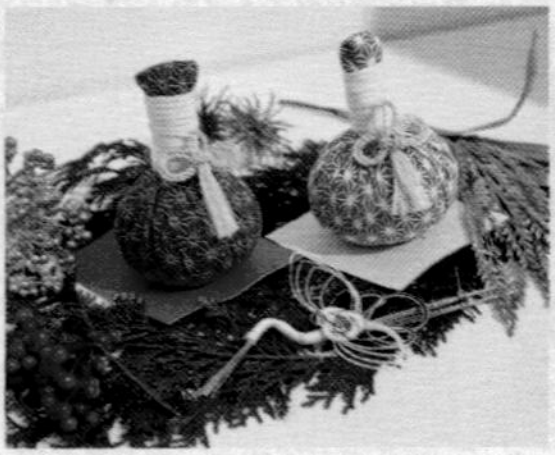

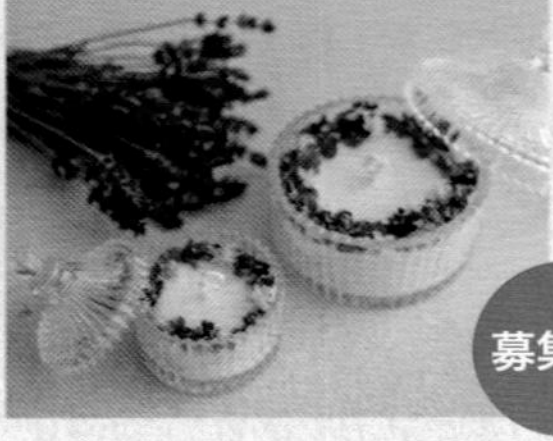

募集中！

セラピーのチカラ、セラ

4つのEXPOで、新たな出会いと発見た

学ぶ！
成長する！

一流講師陣による60を超える
特別セミナーと特別講演開催！

手技力アップのセミナーから、アロマ・ハーブ、メディカル、ビューティー、フード、オラクル＆タロットカードまで、約60の講座・講演を開催。2日間にわたり学びの場をご用意します。

主な
講師陣
50音順

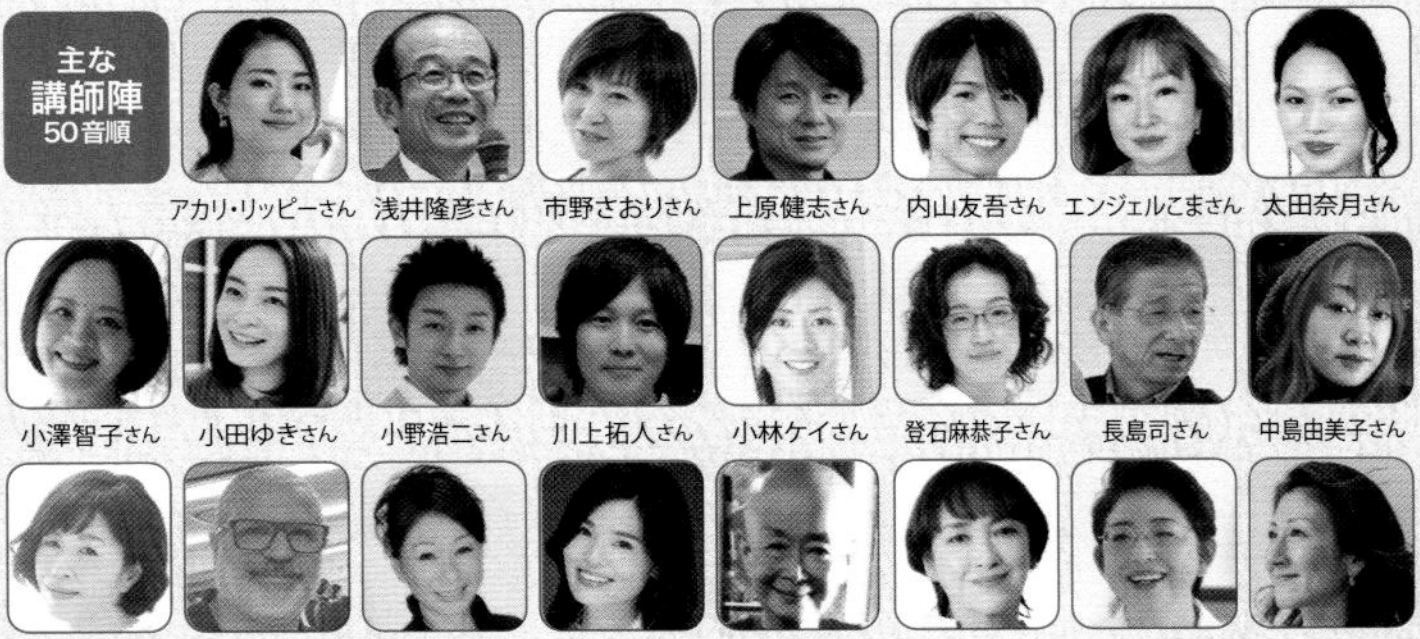

アカリ・リッピーさん　浅井隆彦さん　市野さおりさん　上原健志さん　内山友吾さん　エンジェルこまさん　太田奈月さん
小澤智子さん　小田ゆきさん　小野浩二さん　川上拓人さん　小林ケイさん　登石麻恭子さん　長島司さん　中島由美子さん
楢林佳津美さん　G・ボンファンティさん　前川珠代さん　円山カヲリさん　宮川明子さん　宮崎ますみさん　夜久ルミ子さん　Yukiさん

※3月7日現在の登壇予定講師

出会う！
広がる！

仕事が見つかる！ 講師・生徒と出会える
ビジネス・マッチングが実現！

セラピスト同士、出展社とセラピスト、サロンとセラピスト、サロンとお客さま、講師と生徒などなど、B to B、B to C、C to Cの、あらゆる出会いの場をご提供します。ビジネスマッチングの機会に、「セラピスト大交流会」をご活用ください！

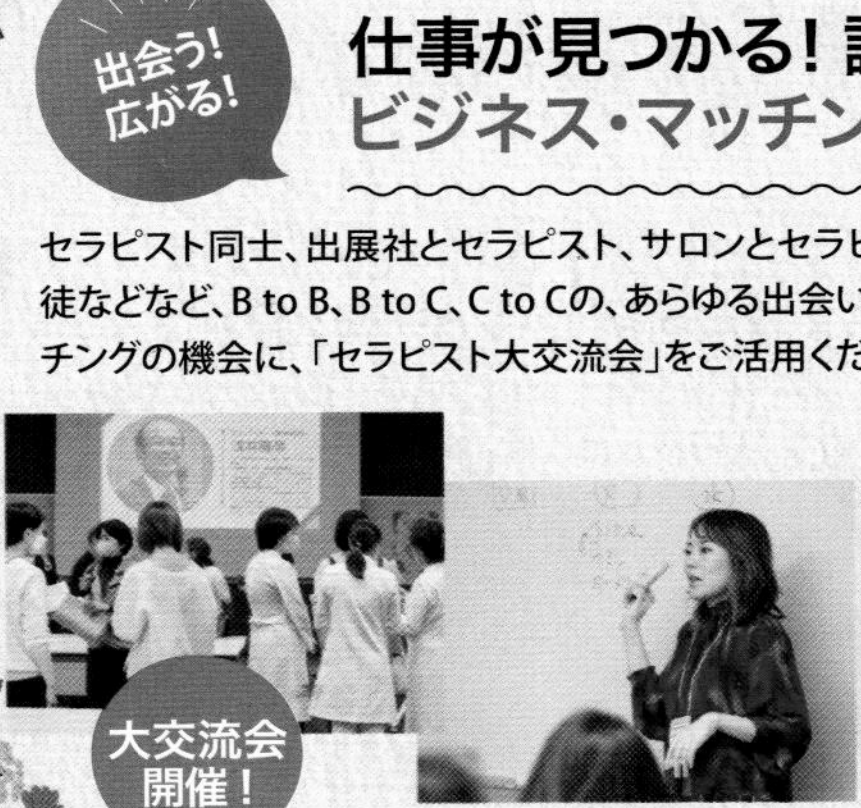

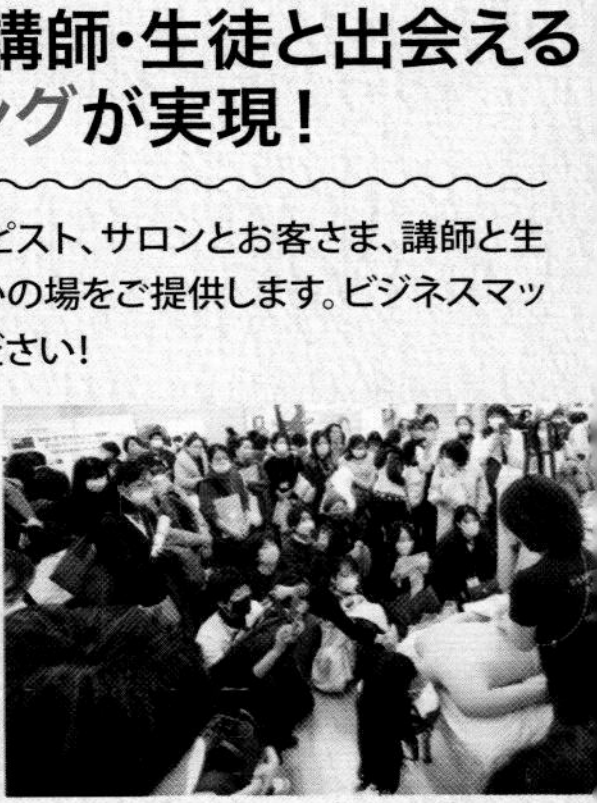

水を飲みましょう」等の健康法は推奨しません。体温よりも低い水分の過剰摂取は当然、身体を冷やします。また、過度な運動や発汗を促し過ぎる健康法も消耗し過ぎてしまうので、〝津液〟の観点からみるとおすすめできません。

良い水分の摂取法はまず白湯です。体温より温度が高めのものを飲むよう心がけてください。それから、料理で摂ることです。野菜や果物は、人間と同じく内側に水分を溜めていますよね。これらは人の〝津液〟の働きと似ています。果物や野菜の水分、スープや味噌汁、調理の際に出る水分を大切にいただきましょう。

気・血・津液は健康の源

いかがでしたか？

それぞれ紹介していきましたが、不調がある時はどれかひとつだけではなく、気・血・津液すべてに異常が出ていると考えてよいです。〝血〟と〝津液〟は〝気〟に乗って身体を流れ

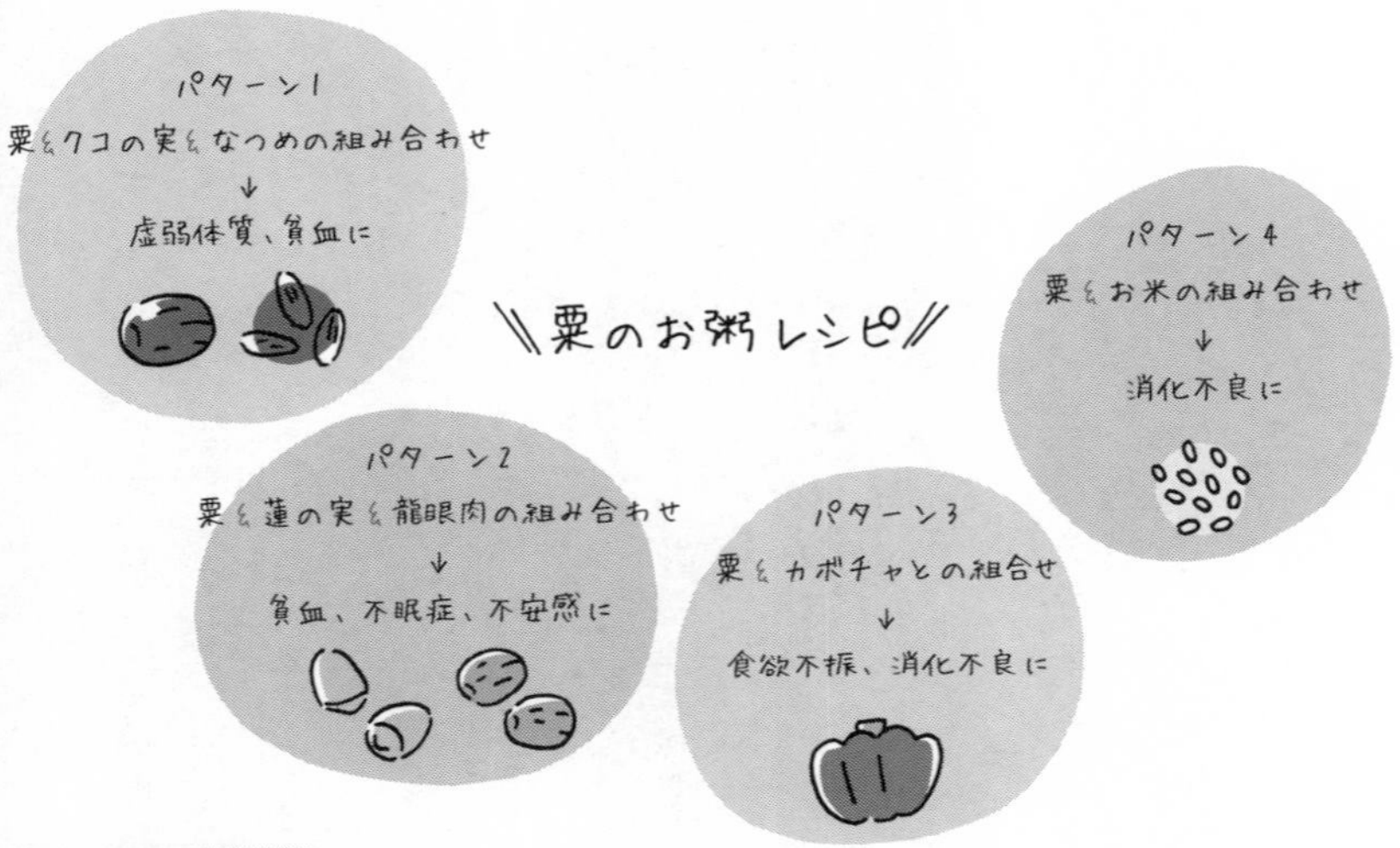

栗のお粥レシピ
パターン1
栗&クコの実&なつめの組み合わせ
↓
虚弱体質、貧血に
パターン2
栗&蓮の実&龍眼肉の組み合わせ
↓
貧血、不眠症、不安感に
パターン3
栗&カボチャとの組合せ
↓
食欲不振、消化不良に
パターン4
栗&お米の組み合わせ
↓
消化不良に

作り方

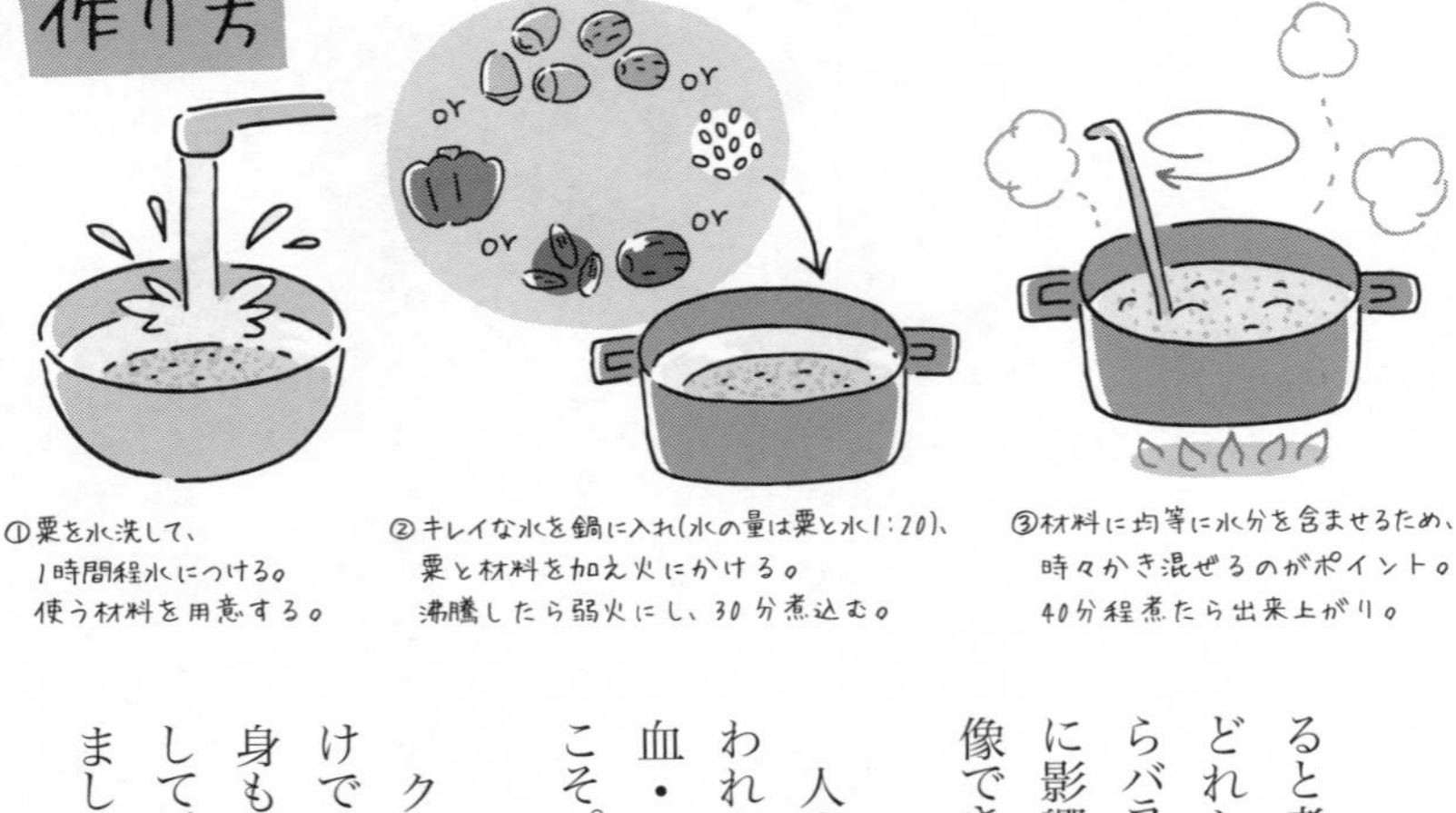

or
or
or
or

①栗を水洗して、
1時間程水につける。
使う材料を用意する。

②キレイな水を鍋に入れ(水の量は栗と水1:20)、
栗と材料を加え火にかける。
沸騰したら弱火にし、30分煮込む。

③材料に均等に水分を含ませるため、
時々かき混ぜるのがポイント。
40分程煮たら出来上がり。

ると考えられていますし、どれかが虚《きょ》したり滞ったらバランスが崩れて、全体に影響を与えることが想像できると思います。

人生百年時代などと言われますが、これは気・血・津液の健康があってこそ。

クライアントの状態だけでなく、セラピスト自身も気・血・津液をケアして、元気な心身を保ちましょう！

第6章まとめ

● 人間が生命活動を維持するために欠かせない要素は「気・血・津液」の3つ。各要素が足りなくなったり、滞ったりすると心身に様々な影響がある。

●「気」が満ちていると見た目からハツラツとしていて活気に満ちている。一方、「気虚」は身体のエネルギーが足りない状態で、〈先天の精気〉が元々少ない場合や、消化器の機能低下、過労などが主な原因。「気滞」は気がうまく流れず、出口がなく体内でさ迷っている状態。

●「血」は人体に栄養を運んでくれる物質で、心身の栄養と潤いを司り、精神と深い関わりがある。「血虚」は血が不足していて、臓器や各経絡が栄養失調になっている状態。「瘀血」は血の巡りが悪くドロドロになった状態で、必ず冷えがある。表面の古い血をこすり流す刮痧、深部に滞った「瘀血」を吸い出すカッピング等を併せて行うのが理想的。

●「津液」は血液以外の体内の水分のことで、胆汁や脳髄液など、膜や臓器の中を流れる重みのある水分だと捉えられている。「津液不足」は暑さによる水分不足、汗をかき過ぎる、辛い物の食べ過ぎ、加齢などが原因で起きる。「痰飲」は脂っこい食事の摂り過ぎ、過剰な水分摂取、冷えなどが原因で津液が過剰になり滞っている状態。

Column

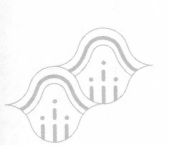

西太后《せいたいごう》も愛飲した漢方薬膳茶

セラピストになってから約 20 年、おかげさまで東京、北海道、どちらのサロンも繁盛し、忙しい毎日を送っています。ですがセラピストのお仕事は健康があってこそ。忙しくても、気・血・津液を巡らせることのできる食事を摂ることを忘れないようにしています。

実は私は料理をすることも大好きなので、これまでに薬膳に関する講座も開催してきました。また、中医師として漢方薬膳茶『しんしん美人』シリーズの開発にも携わっているんです。今までに開発した漢方薬膳茶は全部で 3 種類。いずれも伝統的な調合を基に作りました。

『黄金烏梅湯《おうごんうばいとう》』には厳選した 9 種類の食材、烏梅《うばい》、陳皮《ちんぴ》、桑椹子《そうじんし》などを使っています。烏梅湯の調合は清王朝の宮廷で始まり、当時の皇帝や有名な西太后が愛飲したことで有名です。古くから民間漢方薬として用いられ、疲労回復や消化不良、夏バテや熱中症対策に適しています。すべての材料を食べれるように作った『臓活美人茶』には8種類の薬膳食材を配合してあり、美肌やアンチエイジングに最適！『五宝元気茶《ごほうげんきちゃ》』は古代の宮廷薬膳茶『補腎古方《ほじんこほう》』を基にし、元気の源ともいわれる高麗人参や黄精《おうせい》、桑椹子《そうじんし》、さらに補気補血作用の代表的な食薬をバランスよく配合してあります。どれも忙しくてもサッと飲めるし、味も美味しいですよ。

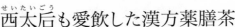

第7章

〝病気の原因 外因《がいいん》と内因《ないいん》〟

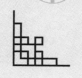

2021年『隔月刊セラピスト』6月号掲載

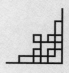

緑の力強い生命を感じられる喜びの初夏

暑さを感じることが増えて来る5月は、暦の上ではもう夏です。

私の故郷内モンゴルでは、草原の草がグングン伸びる頃。内モンゴルの冬はとても寒いので、初夏は人間にとっても、動物や植物にとっても、緑の力強い生命を感じられる喜びの季節です。

モンゴルの伝統的な住居パオでも、冬の間は閉めきっていた天窓を開けて、思い切り外の空気と

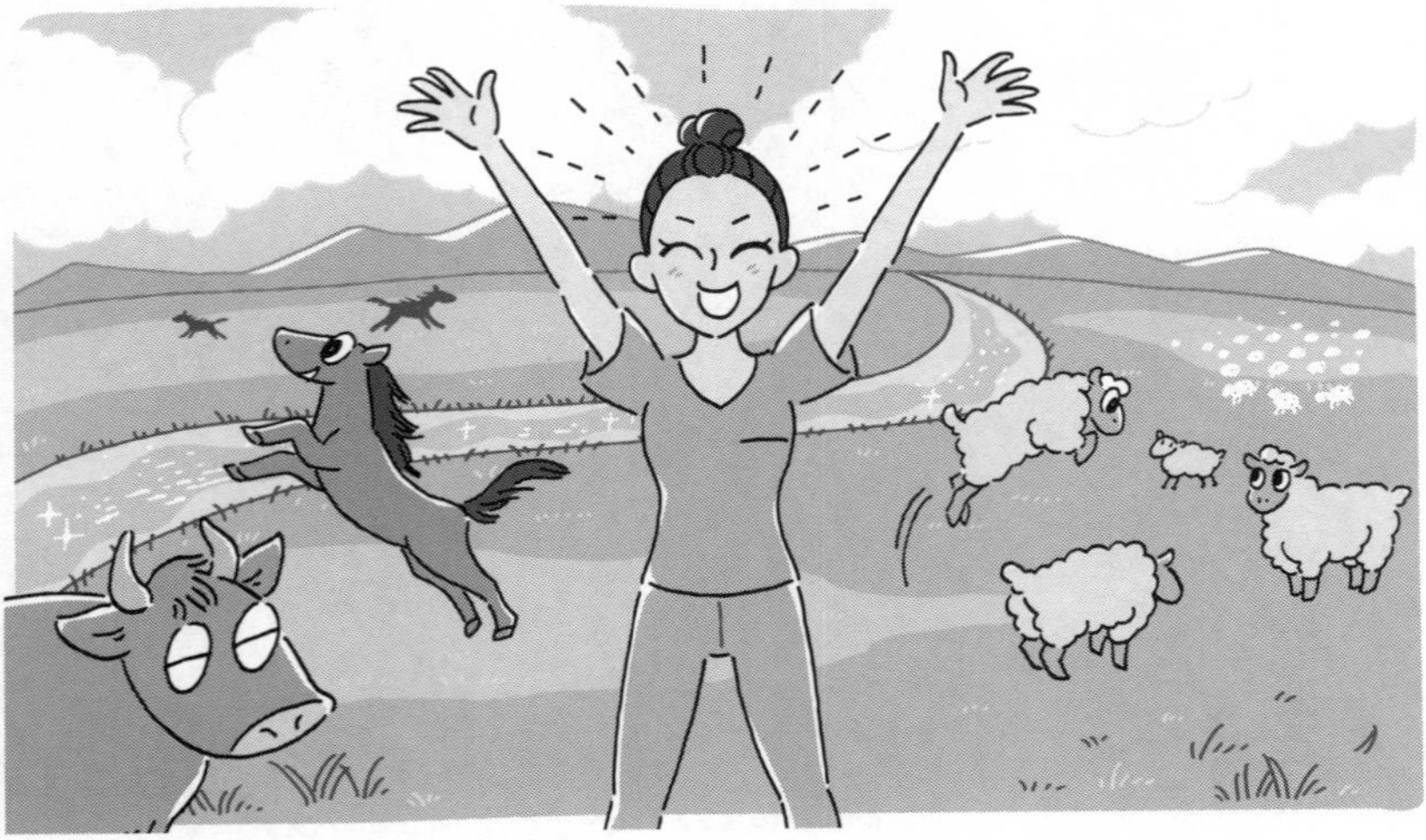

陽気を取り入れる時期です。雨が降ると一気に成長する草原の緑の香り、美しい声で鳴く鳥「百霊鳥《バイリンニャオ》」のヒナを捕まえて育てていた幼少期のこの季節の記憶を、まるで昨日の出来事のように思い出すことができます。

実は、春から初夏にかけては、新しい何かを始めるのに適した時期だと中医学では考えられています。起業、転職、新たな勉強や習い事などを始めると、草のようにグングン成長して上昇すると捉えられているからです。

逆に、実りが終わり内側へと収縮する秋や冬は、新しい挑戦は不向きということになります。この考えは伝統的な占いなどの基盤にもなっているので、何か新しいことを始めようと思っている時には参考にしてみてくださいね。

病気や不調の一番の原因〝外因〟

さて、本章のテーマは〝病気の原因〟です。

皆さんは病気の原因というと、まずどんなことを思い浮かべますか？

西洋医学では、主に遺伝や生活習慣などが最初に挙げられるかと思います。もちろん、中医学でも遺伝や生活習慣などが影響していると捉えていますが、それよりもさらに大きな原因となっているものを〝気象の変化や環境〟だと定義しています。

例えば日本の場合は島国で、降水量が多く四季の変化がしっかりありますよね。一方、内モンゴルは降水量が少なく、凍るほど寒い冬が長い時で半年以上になることもあります。

大まかにイメージしただけでも、発症しやすい病気が日本と内モンゴルでは異なることが想像できるかと思います。また、最近は例年にないような高温の夏が日本でも続いていますが、猛暑の年は熱中症にかかる人が増えますし、ここ10年の間に熱中症で亡くなる人も増加しているようです。

このように心身の状態に一番影響を与え、避けて通ることができない気象変化や環境を、中医学では〝外因（外感性致病因素）〟と呼びます。

この外因をさらに詳しくみていくと〝六気《ろっき》〟と呼ばれる考え方があります。六気は自然界

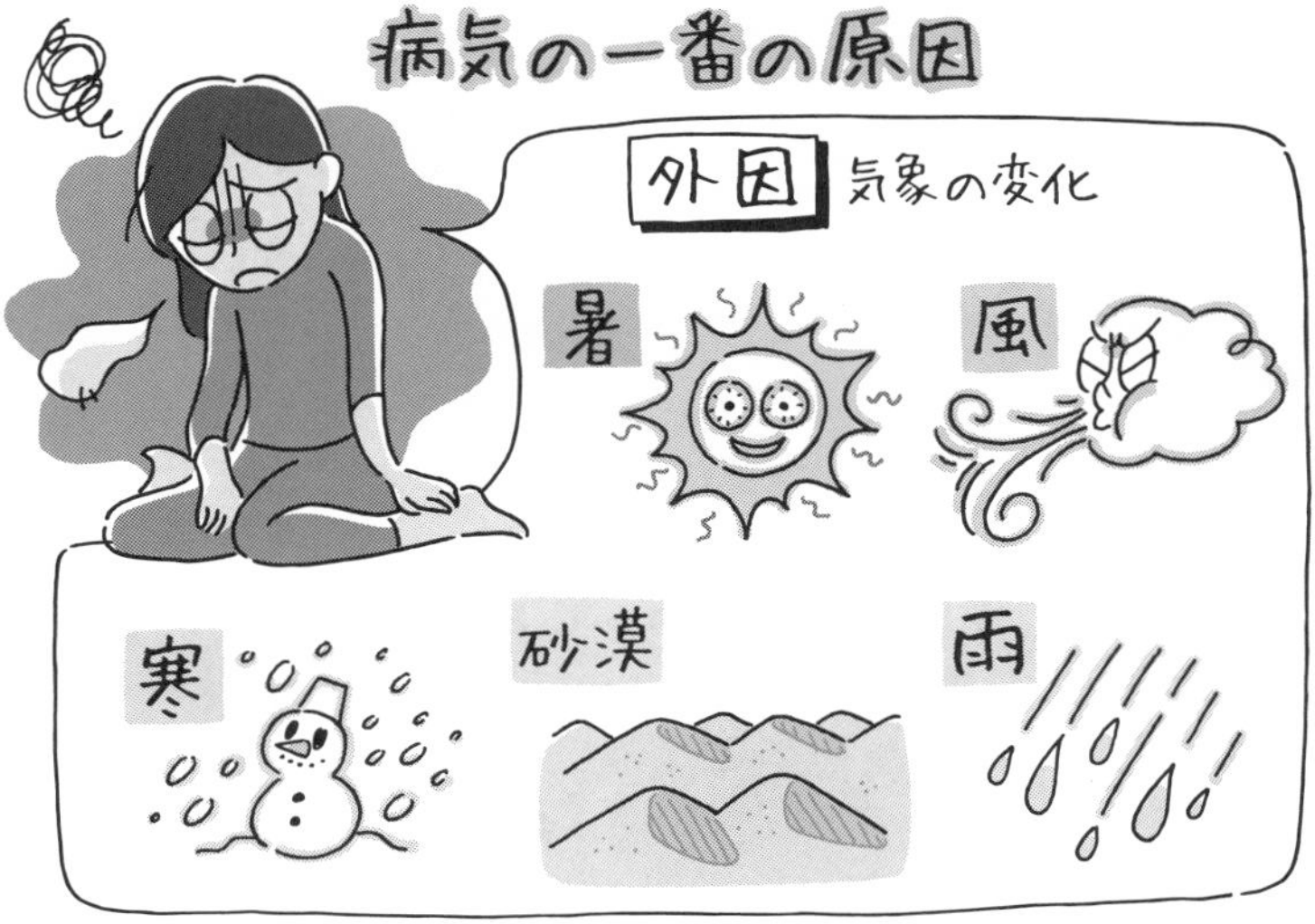
病気の一番の原因
外因 気象の変化
暑
風
寒
砂漠
雨

の中にある正常な気候変化のことで、万物を育む働きがあります。

ひとつずつ紹介していくと、

①空気の流動や気圧の変化に関わる「風」
②高温多湿の「暑」
③気温の上昇に関わる「火（熱）」
④湿度を司る「湿」
⑤乾燥と関わる「燥」
⑥気温の下降を司る「寒」

これらは私たちが一年を通して体感している季節の変化そのものですよね。この六気が乱れ、過剰や不足、季節外れの気温変化が起きた時、六気は〝六淫《ろくいん》〟となり、病気の大きな原因になるのです。

✿春夏秋冬それぞれの病

この六淫は季節性が強く、春には風病、夏には暑病、長夏（夏と秋の間）には湿病、秋には燥病、冬には寒病を引き起こします。季節ごとに簡単な説明をしていきますね。

まず、春です。

春の主気は「風」です。形がなく自由自在に流れ、形を変えます。この「風」は体内に侵入しやすく、過剰になると誰しもが経験している風邪の症状が出ます。風病は身体の上部や体表に症状があらわれることが特徴で、「風」のように揺り動かす痙攣、ふらつきなどを引き起こすこともあります。また、鼻水や鼻づまり、喉の痛みや咳、湿疹などが出たりもします。

春に油断をして薄着で出てしまい、日が暮れてから寒い思いをしたことがある人は少なくないと思います。首にはストールを巻き、背中も冷やさないように心がけてください。春は寒暖差が大きいので身体が冷えやすく、一番、体調を崩しやすい時期でもあります。

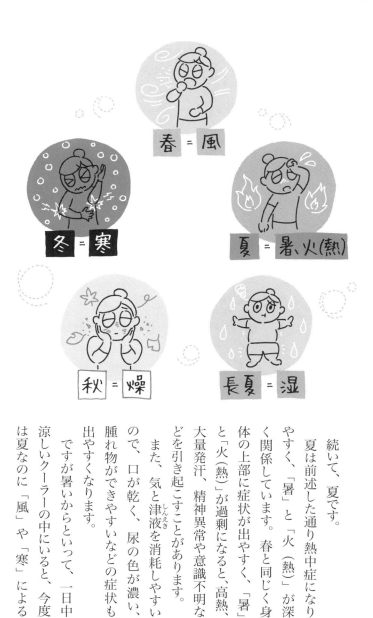

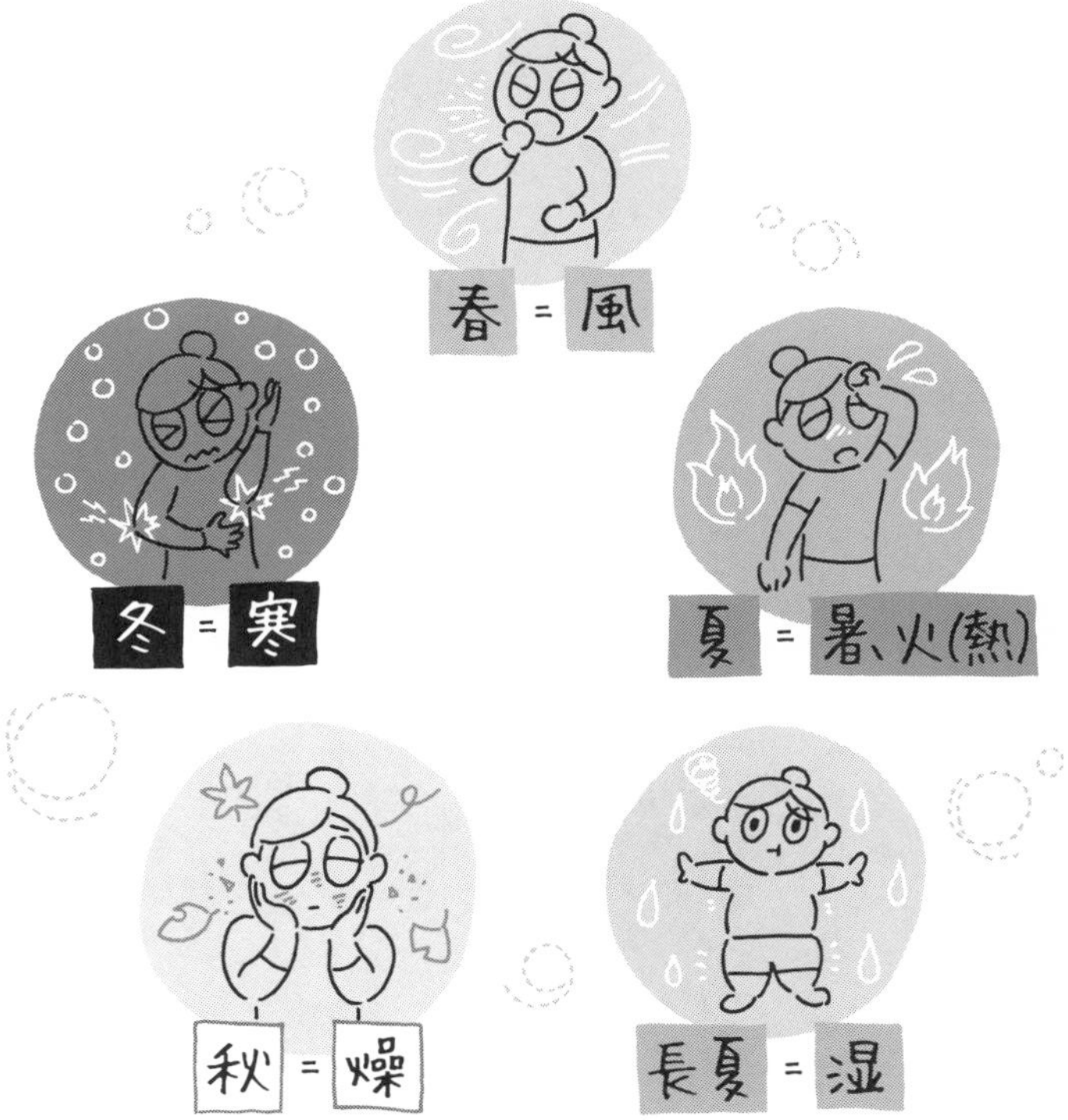

続いて、夏です。
夏は前述した通り熱中症になりやすく、「暑」と「火（熱）」が深く関係しています。春と同じく身体の上部に症状が出やすく、「暑」と「火（熱）」が過剰になると、高熱、大量発汗、精神異常や意識不明などを引き起こすことがあります。
また、気と津液《しんえき》を消耗しやすいので、口が乾く、尿の色が濃い、腫れ物ができやすいなどの症状も出やすくなります。
ですが暑いからといって、一日中涼しいクーラーの中にいると、今度は夏なのに「風」や「寒」による病を引き起こしやすくなります。もちろん無理は禁物ですが、夏にほどほどに暑さを感じ適度に汗をかくことは、〝天人合一《てんじんごういつ》〟の観点からみると大切であることが分かりますよね。

次は夏と秋の間、長夏です。

夏から秋へと移行するこの時期は「湿」、湿気が多く、下半身に症状が現れやすくなります。体内に水分や津液がとどまるむくみや、手足の重だるさ、目やにが多く出る、女性ならおりものの異常が出ることがあるかもしれません。「湿」が過剰になると、重たく濁り、汚れた水分が体内に滞留しやすくなるイメージです。

秋になると「燥」にまつわる症状が出やすくなります。空気の乾燥が進むと、皮膚や髪、目の乾燥を感じやすくなります。喉や鼻が乾燥によって傷んだり、便秘、喘息、痰がからむなどの症状が出るでしょう。

最後は冬です。

冬は気温が下降し、場所によっては凍結がみられます。冬病の原因になる「寒」が過剰になると身体の痛みが出やすくなり、手足の引きつりや寒気、無汗、お腹や足の冷え、発熱が起こりやすくなります。

私の故郷、内モンゴルの冬は毎年厳しいですが、稀に家畜が死んでしまうような寒さがやってくることがあります。中国には冬の寒さをあらわす「粛殺《しゅくさつ》」という言葉がありますが、〝万物が枯れ果てる寒さ〟という意味があります。異常な寒さが続くと当然、死を予感させるような冬病が蔓延しやすくなります。

思い出すのは幼少期、家の中にいても手足が凍傷になりそうなほど寒い日がありました。すると母親が、身体をあたためる作用のある生薬、ナスの根を煎じて足湯と手湯をしてくれました。手足を拭いた後はワセリンのようなものを塗り、手袋、靴下を二重につけ、履き、寝床に入ったあたたかな記憶があります。こういった季節に合わせた養生の体験が、今の私にしっかりと活かされていることが分かります。

この六淫のほかにも、病気の大原因として〝癘気《れいき》〟と呼ばれるものがあります。これは伝染性や感染力が強い、自然界に存在する毒性の強い気が蔓延する病気を指しています。まさに昨今のコロナ禍のことですね。

感情と病気の関係性

さて、外からの影響で病気を引き起こす〝外因〟があるのなら、内側から病を引き起こす〝内因（内傷性致病因素）〟もあります。中医学ではこの内因を〝感情の過剰な変化〟だと定義しています。順番をつけるとしたら、病の一番の原因になるのは〝外因〟で、〝内因〟はその次にあたります。

感情には喜び、怒り、思慮、悲しみ、憂い、恐れ、驚きの七種類があります。セラピストの皆さんなら、これらの感情が長期間に渡り心を独占し続けると、身体に影響を与えることが分かると思います。心と身体はつながっていますね。また、本書でも感情と臓器が深く関わっていることをお伝えしてきました。

中医学では、怒りは肝、喜びは心、思慮は脾、悲しみや憂いは肺、恐れや驚きは腎と関わっていると考えられています。

怒りを溜め込み過ぎればストレスで肝にダメージを与えるし、喜びだって過剰に出過ぎてしまえば、心と精神の異常を引き起こします。思い悩み過ぎれば消化器系の調子が悪くなるし、

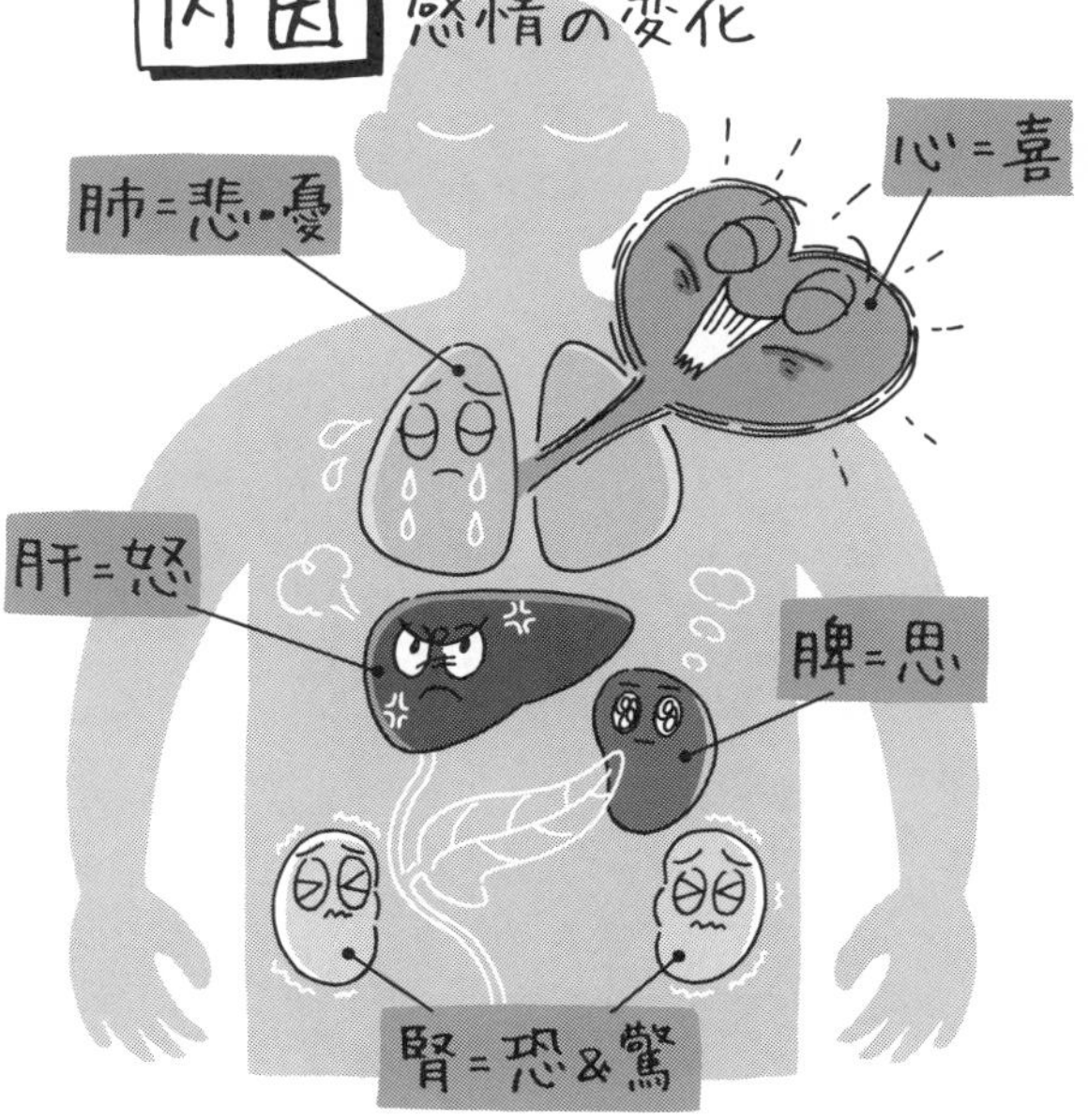

悲しみは肺病につながりやすくなります。心も身体も悲しみに占拠されてしまったら、猫背になって呼吸が浅くなりますよね。そして恐れや驚きは、両親から受け継いだ先天の精気を貯蔵している腎に影響を与えます。

どの感情も人間なら必ず持っているもので、必要不可欠です。「怒りはよくない、悲しんではダメ、悩んではいけない」というような短絡的なことではなくて、バランスが大切です。

どれかひとつの感情に捕われ過

ぎたり、抑圧してないものにしないように、自分と向き合うことが大事です。病にかからないためには、〝自分を知ること〟がやはりとても大切ですね。

✿遺伝や怪我は不内外因《ふないがいいん》

この外因、内因の次に病気の原因となるのが、遺伝や生活習慣です。これを〝不内外因〟と言います。主に飲食の不摂生、過労、寝不足、運動不足、外傷、遺伝などが挙げられます。この不内外因が病気の一番の原因ではないところが中医学の奥深さです。

ここまで読み進めていただくと、私たちの身体は自然界、宇宙の動きと一致していることが実感できると思います。どんなに文明が進化しても、環境や季節の変化を止めることはできません。そして内因となる感情も、季節の影響を大きく受けていることが分かると思います。夏はワクワク楽しい気持ちになりやすいし、秋は物悲しくなる。このように、自然からの影響を遮ることはできないのです。

✿病気を未然に防ぐためには？

では、病気の原因が分かったところで、どのように防いでいけばよいのでしょうか？

これまでに本書の中でさまざまな方法を伝えてきましたが、〝季節に合わせた養生〟がとても大切になります。自然の動きを止めることはできませんから、自身の心と身体のバランスを整えることで、病気を未然に防ぐ必要があります。これが〝治未病《ちみびょう》〟の基本になります。

夏を例にとって紹介すると、まず、暑いからといって身体を冷やし過ぎる衣服はＮＧです。今はどこに行っても冷房があるので、羽織れる上着などを一枚持ち歩くと良いですね。そして、適度に暑さを感じて発汗することもやはり大切です。

食べ物も季節のものをいただきます。ナスやトマトなどの夏野菜は身体の余分な熱を出してくれるだけでなく、発汗で失われる水分を補充してくれます。夏は夏バテなどで胃腸系が疲れやすい季節でもあるので、冷たい飲み物の摂り過ぎは控え、脾胃をいたわってあげてください。中医学では、脾胃の健康なくして心身の元気はありえないと考えられているほどです。

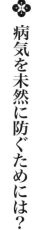

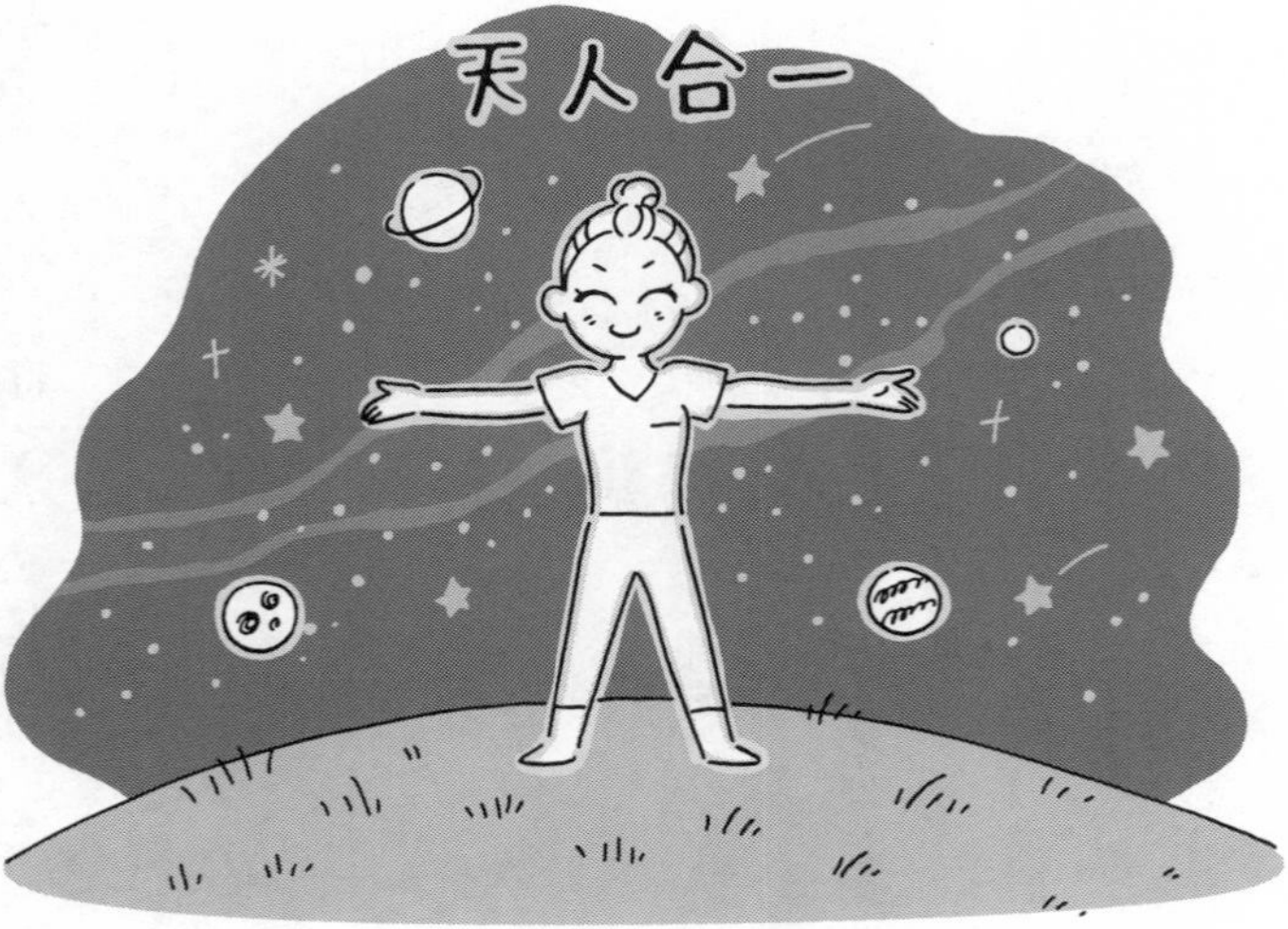

　中国では、食欲が湧かない時は炸醤麺（ジャンジャン麺）を食べる習慣があります。材料となる卵、ゴーヤ、トマト、黒木耳《くろきくらげ》、生姜、甜麺醤《てんめんじゃん》と豆板醤《とうばんじゃん》、素麺のひとつひとつに、滋陰補気作用、食欲増進、消化吸収を高める効果などがあるからです。食欲が湧かない時はぜひ作って食べてみてください。元気が出るはずです。

　ぜひこれからは外の季節の変化に目を向けて、自身の身体の変化にも耳を傾けてみてください。中医学の基本がそこにあります。

第7章まとめ

●病気の原因は、西洋医学では主に遺伝や生活習慣などが最初に挙げられるが、中医学ではそれよりもさらに「気象の変化や環境」が大きな原因になると定義している。

●心身の状態に一番影響を与え、避けて通ることができない気象変化や環境を、中医学では「外因（外感性致病因素）」と呼ぶ。

●空気の流動や気圧の変化に関わる「風」、高温多湿の「暑」、気温の上昇に関わる「火（熱）」、湿度を司る「湿」、乾燥と関わる「燥」、気温の下降を司る「寒」。これらは私たちが1年を通して体感している季節の変化で、この気が乱れ、過剰や不足、季節外れの気温変化が起きた時、六気は「六《ろく》淫《いん》」となり、病気の大きな原因になる。

●「外因」の次に病気の原因に挙げられるのが「内因」で、これは「感情の過剰な変化」だと定義される。中医学では、怒りは肝、喜びは心、思慮は脾、悲しみや憂いは肺、恐れや驚きは腎と関わっていると考えられている。

●外因、内因の次に病気の原因となるのが、遺伝や生活習慣。これを「不内外因」と呼ぶ。

●自然の流れを止めることはできないので、季節に合わせた養生がとても大切になる。

Column

自然界の変化に応じた養生法

『黄帝内経』の中に四季に合わせた養生法を説いた「四気調神《しきちょうしん》大論《たいろん》」というものがあります。春の項を紹介しますね。

“春三月、此謂発陳。天地倶生、万物以栄。夜臥早起、広歩於庭、被髪緩形、以使志生。 生而勿殺、予而勿奪、賞而勿罰。此春気之応、養生之道也…”

春はすべての生物が栄えて生き生きする季節。夜寝て朝早く起きゆっくり歩く。まとめていた髪もほどき、ストレスのないよう、成長の気を邪魔しないように過ごす。すべてのものは生かしてよいもので殺してはいけない。褒めることが大事で罰してはいけない…

というようなことが書かれています。“生而勿殺、予而勿奪、賞而勿罰”の部分ですが、昔は自然界の成長の気に反するから春に処刑は行わず、陰気の秋になってから実行していたそうです。また、褒めずに罰すれば肝臓が傷つき、夏になると冷えの病気が出るとされていました。

自然界で生きている人間が、自然界の変化に応じ心身を整える方法。とても面白いですよね。知れば知る程、中医学の奥深さに驚きます！

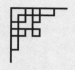

第8章

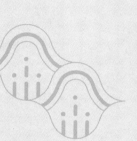

中医診断学「望診《ぼうしん》」の基礎

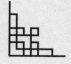

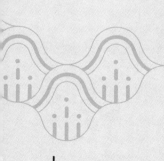

2021年『隔月刊セラピスト』8月号掲載

夏の伸びやかな陽気を感じて過ごす

息苦しさ、寝苦しさ、イライラなど、さまざまな心身の不調を感じやすい夏の時期が苦手な方も多いのではないでしょうか。普段は穏やかな人でも、夏になるとせっかちになったり、些細なことで怒りっぽくなってしまうなんてことも……。

これまで、中医学の五行学説では、夏の臓器は〝心〟にあたると紹介してきました。気温が高くなり過ぎると〝心〟が過剰に刺激され、緊張や怒りが悪化してしまう

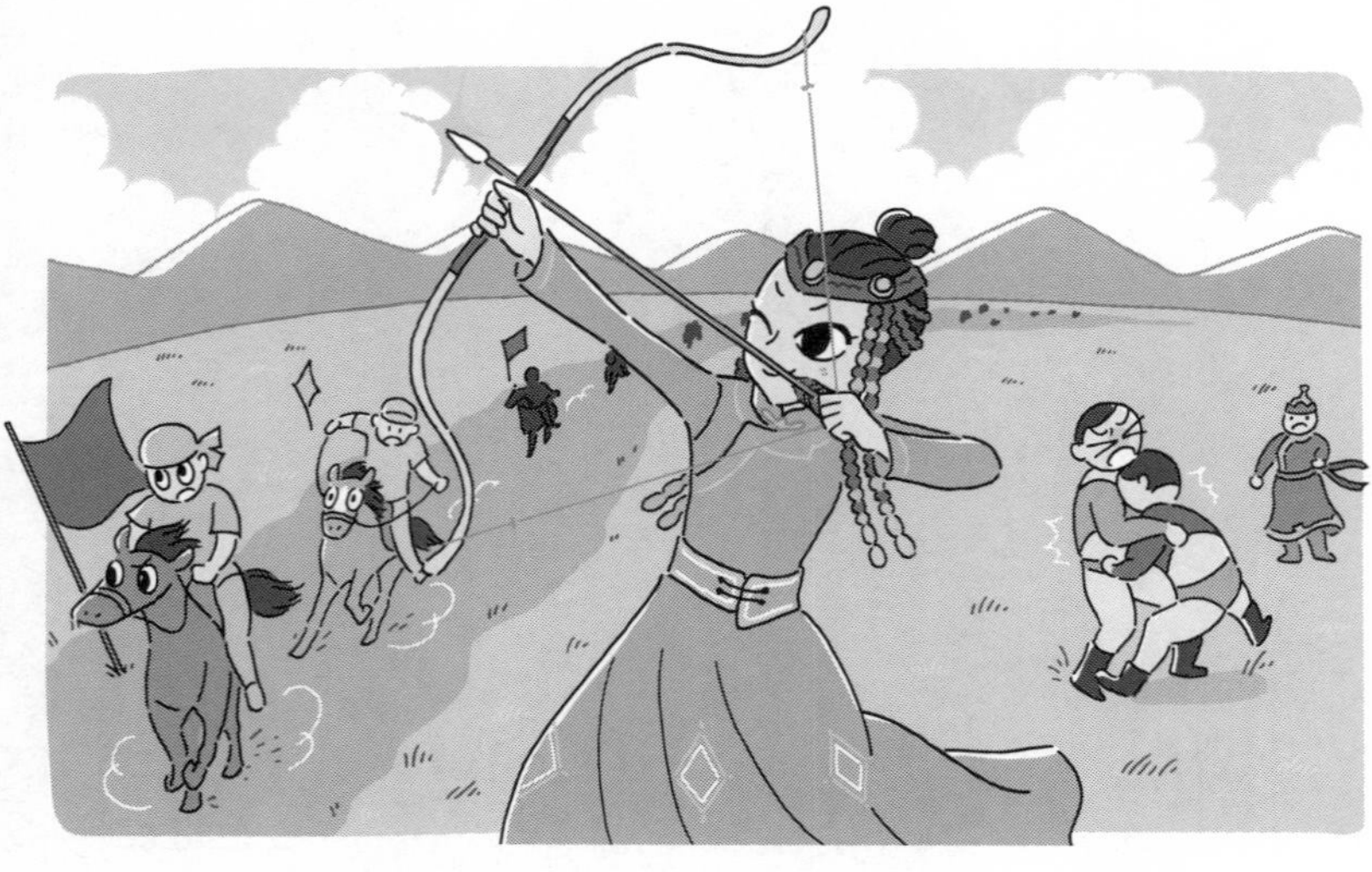

ため、不調が起こりやすくなるのです。前章でも詳しく紹介しましたが、季節と臓器、宇宙と私たちは連動しています。

夏の時期、私の故郷内モンゴルでは、数日に渡って夏祭り〝ナダム〟が開催されます。草原で弓術、競馬、モンゴル相撲などが行われるのですが、厳しい冬とは様変わりし、大地は緑の生命力に溢れ、人も動物も植物も喜びに満ちています。この光景はまさに〝陽〟の気そのもの。こどもから大人まで色鮮やかな民族衣装に身を包み、伝統的な歌や踊りを楽しみます。ナダムで出会い結婚する若者も多く、男女の出会いの場にもなっているんですよ。暑くても、夏は伸びやかな陽気を感じることができる時期です。

中医学の醍醐味
望診でさらに深く診る

さて、第8章を迎えました。

これまで、中医学の基本である〝陰陽〟の考え方や、身体を巡る〝気・血・津液〟の概念、〝経絡や経穴（ツボ）〟の役割など、順を追ってお伝えしてきました。いよいよ、中医学の醍醐味ともいえる、中医診断学の〝望診〟です。
この望診が出来るようになってきたら、クライアントさんに合わせたオーダーメイドの施術や生活習慣のアドバイスが可能になり、セラピスト側もさらに仕事にやりがいを感じるようになるかと思います。

大まかに説明すると、中医診断学には四つの方法があります。

第一に顔色、目、耳や舌の状態を診る〝望診〟
声の調子や呼吸の状態、体臭などを診る〝聞診《ぶんしん》〟
既往歴や自覚されている症状を聞いていく〝問診《もんしん》〟
脈やお腹の状態を診る〝切診《せっしん》〟

多くのサロンで問診=カウンセリングは既に取り入れているかと思いますが、クライアントさん自身がまだ自覚していない症状を紐解いていくために、顔を見て内臓や血行などの状態が判断できる望診はとても役に立ちます。実際に中医学の歴史の中でもとても重要な役割を果たしてきました。

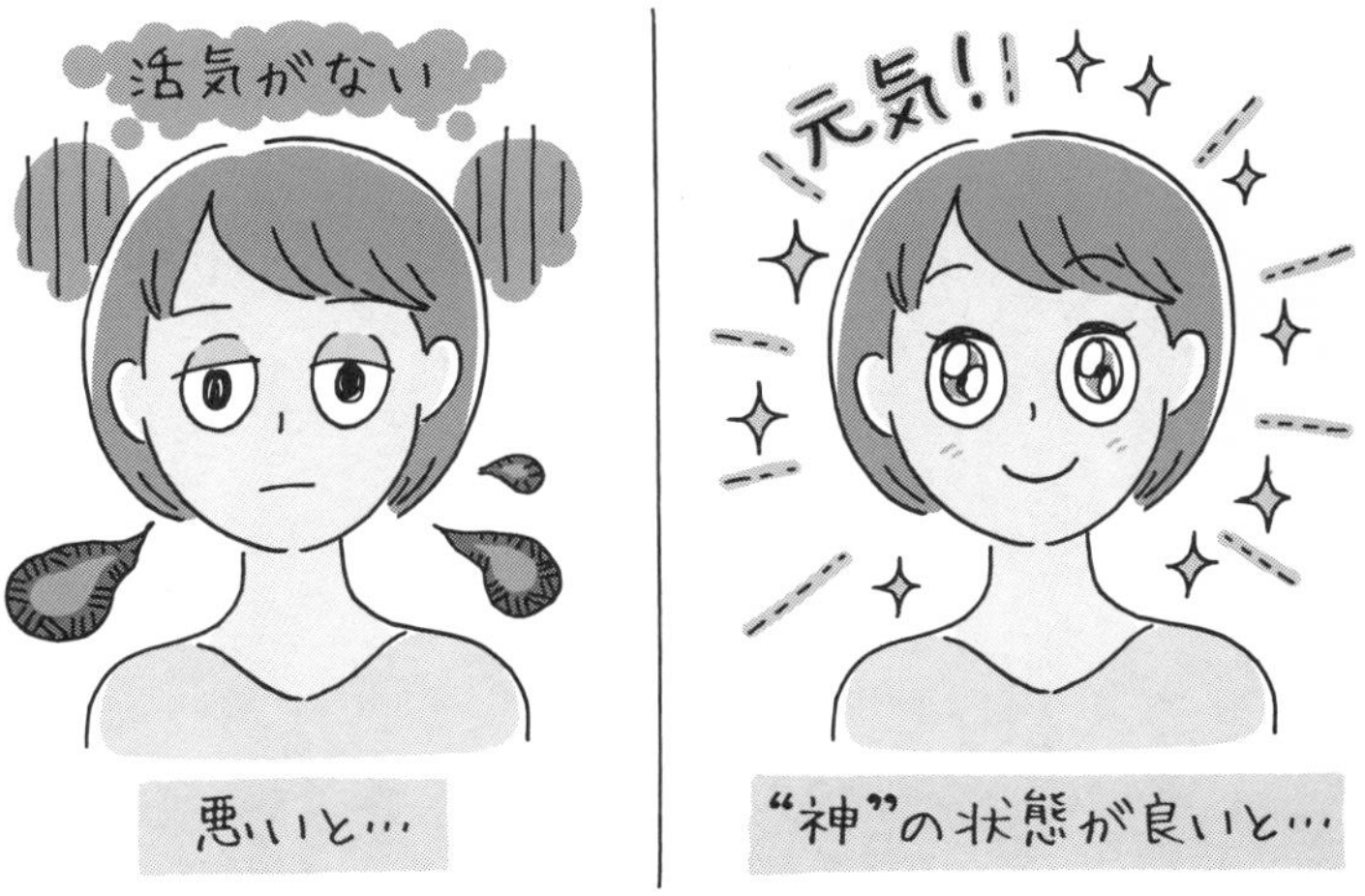

　望診を行う際には、基本的な順番があります。まずはじめに診ていくものは、クライアントさんの〝神《しん》〟です。これは宗教などの神さまということではなく、中医学では人体の生命力のことを指しています。

　元気な人に出会うとこちらまで元気をもらったり、生き生きしたエネルギーが伝わってくる感覚がありますよね。これは、活発な生命力が外に表出しているからだと中医学では考えられています。そして、この〝神〟は、目にもっともよくあらわれると捉えられています。

「目は心の窓である」という言葉を聞いたことがある人は多いのではないかと思いますが、まさにその通り。目が輝いている、生気がある、表情が豊かであるかどうかは、〝神〟を診るポイントとなります。

逆に視線を合わせることができない、目に活力がない、表情が乏しいなどは〝失神〟もしくは〝無神〟と呼ばれ、心身の状態が良くないことを示しています。

青・赤・黄・白・黒 顔色が教えてくれる

次に診ていくのは、〝色〟です。

クライアントの顔色や光沢、明度などの印象を受け取っていきます。これは簡単に言うと、女性の多くが日々気を使っている顔のツヤやハリのことですね。赤ちゃんやこども、若者は高価なケアをしていなくても、血色が良くハリや潤いがあり、ツヤがあります。これは先天の生気を貯蔵している腎にまだたくさんのエネルギーがある証拠。

ですが、ダイエットのし過ぎや偏食、夜更かし、運動不足、ストレスのある生活を続けていれば、若者だって青白く生気を感じられない印象を受けることもあります。

一般的に健康な人の顔色は、黄色人種であれば「薄い黄色で血色が良く、明るくてツヤがある」とされています。

この状態を中医学では〝常色〟と呼びますが、これに対して五つの不健康な〝病色〟もあるので一つひとつ紹介していきますね。

❶青色＝冷え、痛み、血行不良、気の滞り。臓器では肝と関係している。
❷赤色＝発熱、炎症、イライラ、身体に熱が貯まっている。心と関係。
❸黄色＝気血不足、むくみ、倦怠感、脾胃が弱っている。臓器は脾と関わる。
❹白色＝虚弱、冷え、貧血、気力が出ない。肺と関わる。
❺黒色＝腎のエネルギー不足、痛み、血行不良、冷え。腎と関わる。

これが「五色主病《ごしょくしゅびょう》」です。白色などは分かりやすい症状かと思いますが、血行不良を引き起こしている人は顔色が青黒かったり、怒りやすくなっている人は赤味が強くなっていることがあるので、さまざまなクライアントの顔色と心身の状態を観察してみてくださいね。

望五官

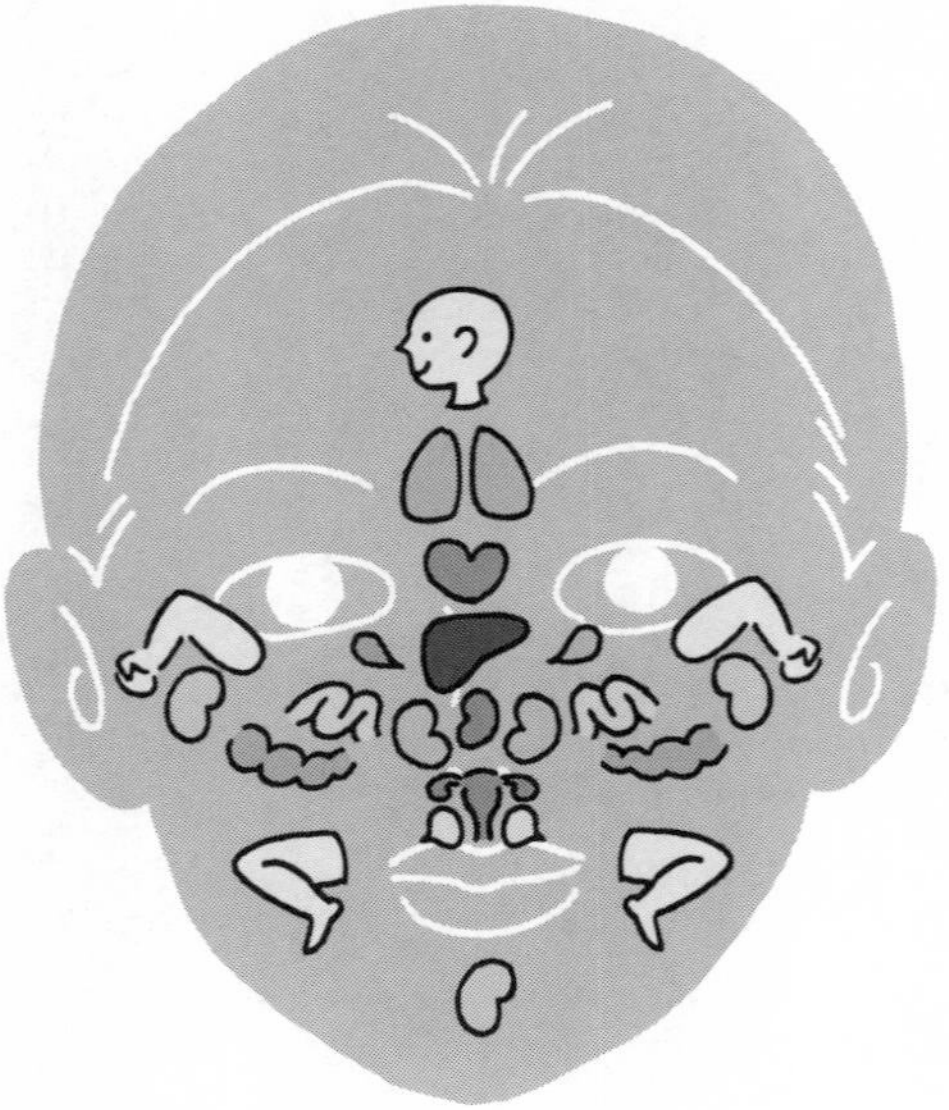

顔の反射区 望五官《ぼうごかん》

色の次は、〝五官〟を診ていきます。これは中医学の顔の〝反射区〟のことです。

例えば肝に不調を抱え、血行不良や身体の痛みを感じる人は、鼻筋の真ん中にシミやそばかすができている場合が多いです。また、目尻の外側に吹出ものやシミ、そばかすができやすい人は肩凝りで悩んでいる人が多く見受けられます。

このように、顔の反射区を

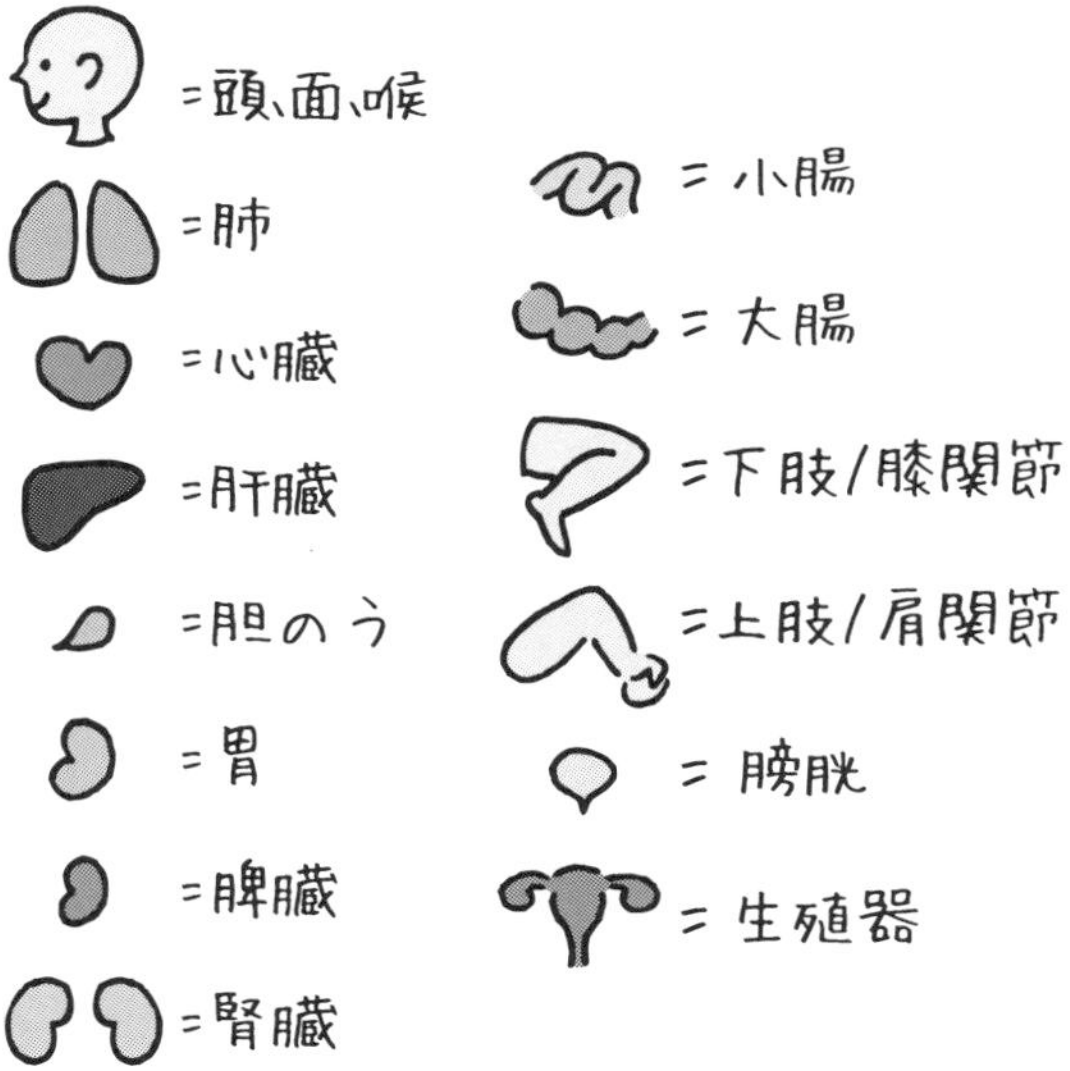

診ていくことを〝望五官〟と言います。上の反射区のイラストを参考に、まずはご自身の顔で実践してみてください。シミやそばかすだけでなく、肝斑、ニキビ、シワ、ほくろなどができやすい場所と症状を対応させていきます。

ちなみに、10～20代の若者の顔を見る機会があれば、じっくり鼻と唇の間のくぼみを観察してみてください。しっかりくっきりと、くぼみがあるはずです。逆にご年配の方は、このくぼみが平たくのっぺりとしているはずです。

このくぼみの反射区は生殖器です。生殖能力が高い年代は深く、それを過ぎると徐々に平らになっていくのです。このように、身体の内側の状態は外側の状態としても表出されているのです。

健康や病気の状態をあらわす舌

顔の反射区を診た後は、目の反射区を診る〝望目《ぼうもく》〟や耳の反射区を診ていきます。

今回は詳しく紹介はしませんが、耳の形は腎に似ているため、それらの臓器と関係が密接な場所と言われています。興味が湧いた方はぜひ、中医学の知識を深めていってくださいね。

そして最後は、〝舌〟の状態を診ます。これを〝舌診《ぜっしん》〟と言います。中医学では舌は唯一「目でみることができる内臓」だと捉えられていて、人間の健康状態と病気の兆候をあらわす場所として何千年も前から医療の現場で使われてきました。

舌診の内容は〝舌質《ぜっしつ》〟と〝舌苔《ぜったい》〟の二つに分けられていて、舌質とは主に舌の色、形態、

舌の形態構造図

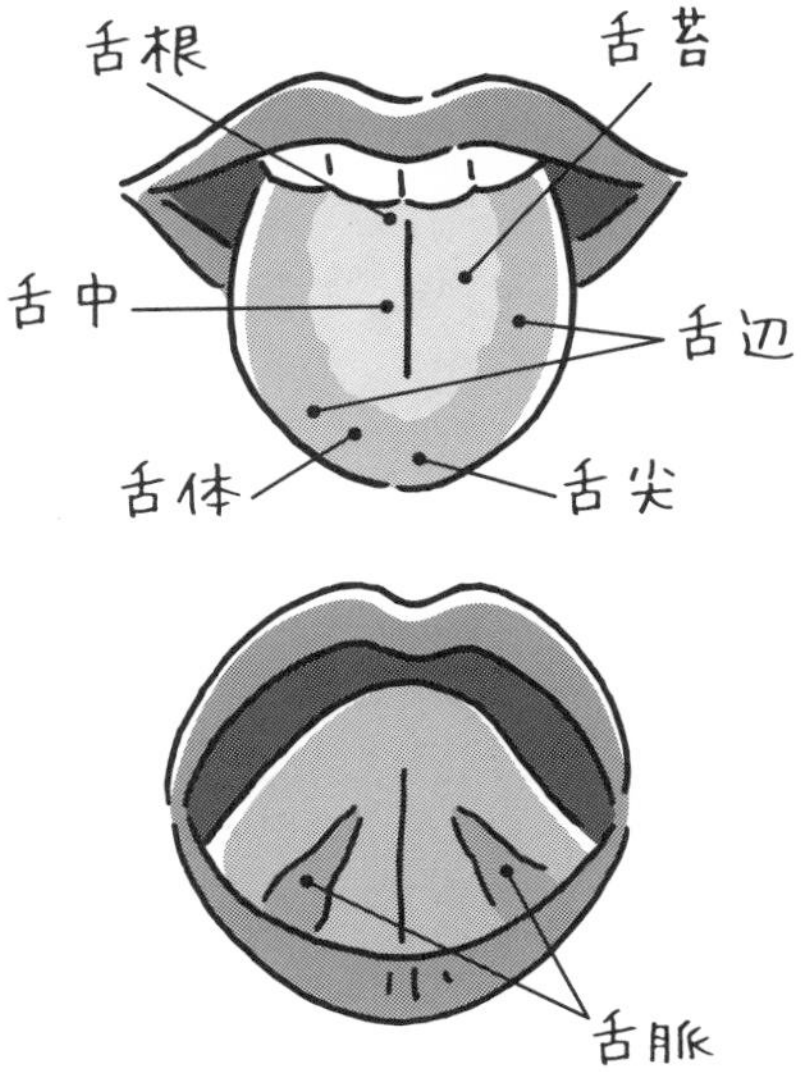

舌脈を診ることで、舌苔では苔の色と苔の性質を診ていきます。

舌の形態は全身の栄養状況や水分代謝に関わっていて、舌の色は血液や血液循環機能をあらわしています。

そして、舌の裏の舌脈《ぜつみゃく》は心臓の血管に関わると捉えられています。また、舌苔の厚さは病状の軽さや重さを、色は病気の性質を示しています。

舌の形態構造図は上のイラストを参考にしてみてく

ださい。

また、舌にも反射区があります。舌と内臓の関係を示した次ページの図、「舌の反射区」は私のオリジナルになります。例えば舌中に亀裂がみられる場合、反射区は胃に対応しているので、消化不良や食べ過ぎ、胃が弱っていることなどが考えられます。

舌の辺がぶよぶよしている場合は、手や脚のむくみなど水分の循環がうまくいっていないことを示しています。これも、まずはご自身の舌の様子を毎日観察してみることから始めてみてくださいね。


また、舌を診る場合は次のことに注意をしてください。

●自然光か自然光に近い蛍光灯の下で観察を行うこと
●口を大きく開け、舌尖をやや下げながら口から出すこと
●飲食物によって舌の様子が変化するため、食後30分以上経ってから観察を行うこと

クライアントさんに対して行う際は、舌診を行うことを事前に教えておいてあげてください。舌を突然、他人にみられることに抵抗を感じる方は少なくありません。また、サロンに来る

舌の反射区

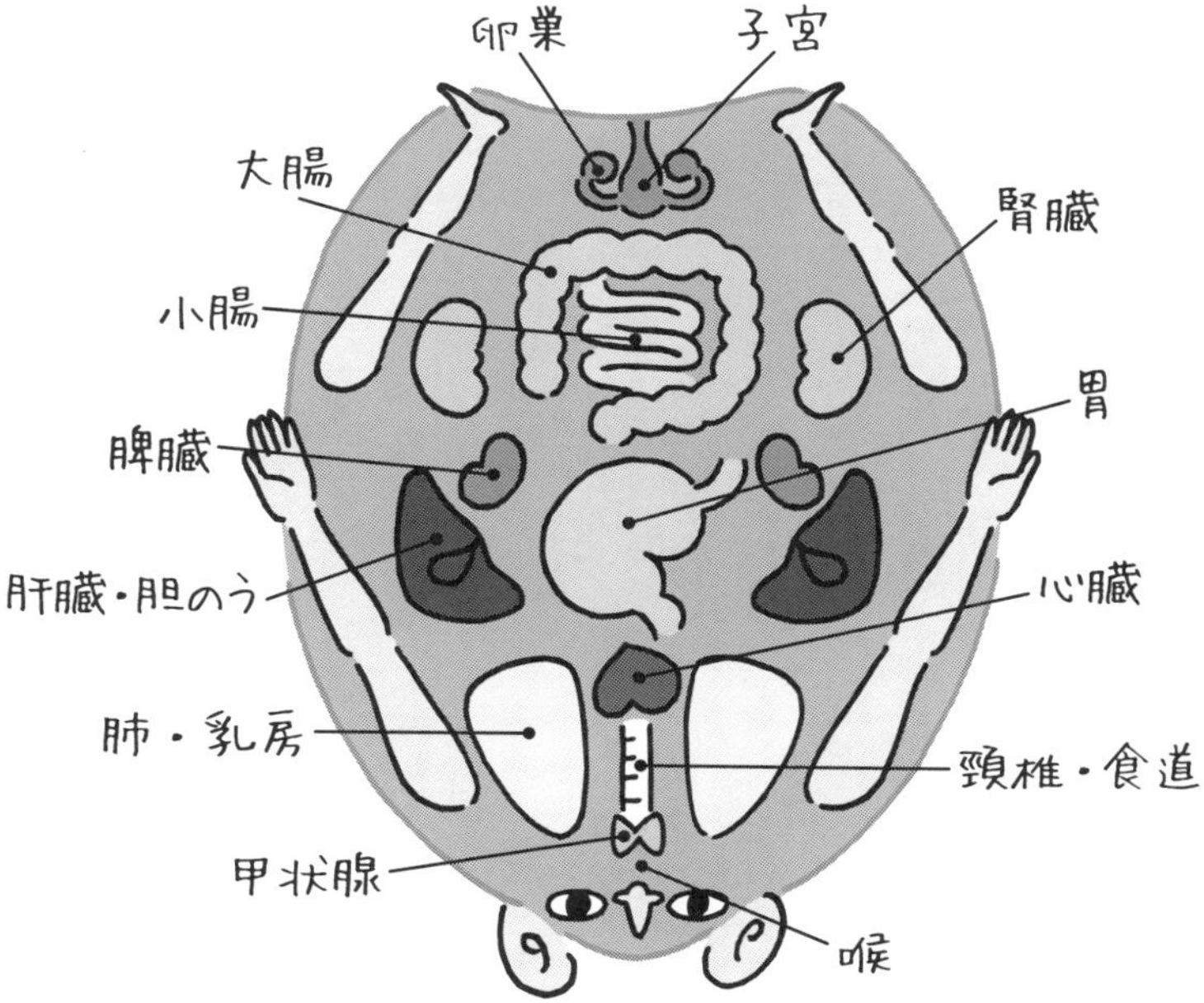
卵巣
子宮
大腸
腎臓
小腸
胃
脾臓
肝臓・胆のう
心臓
肺・乳房
頸椎・食道
甲状腺
喉

舌診いろいろ

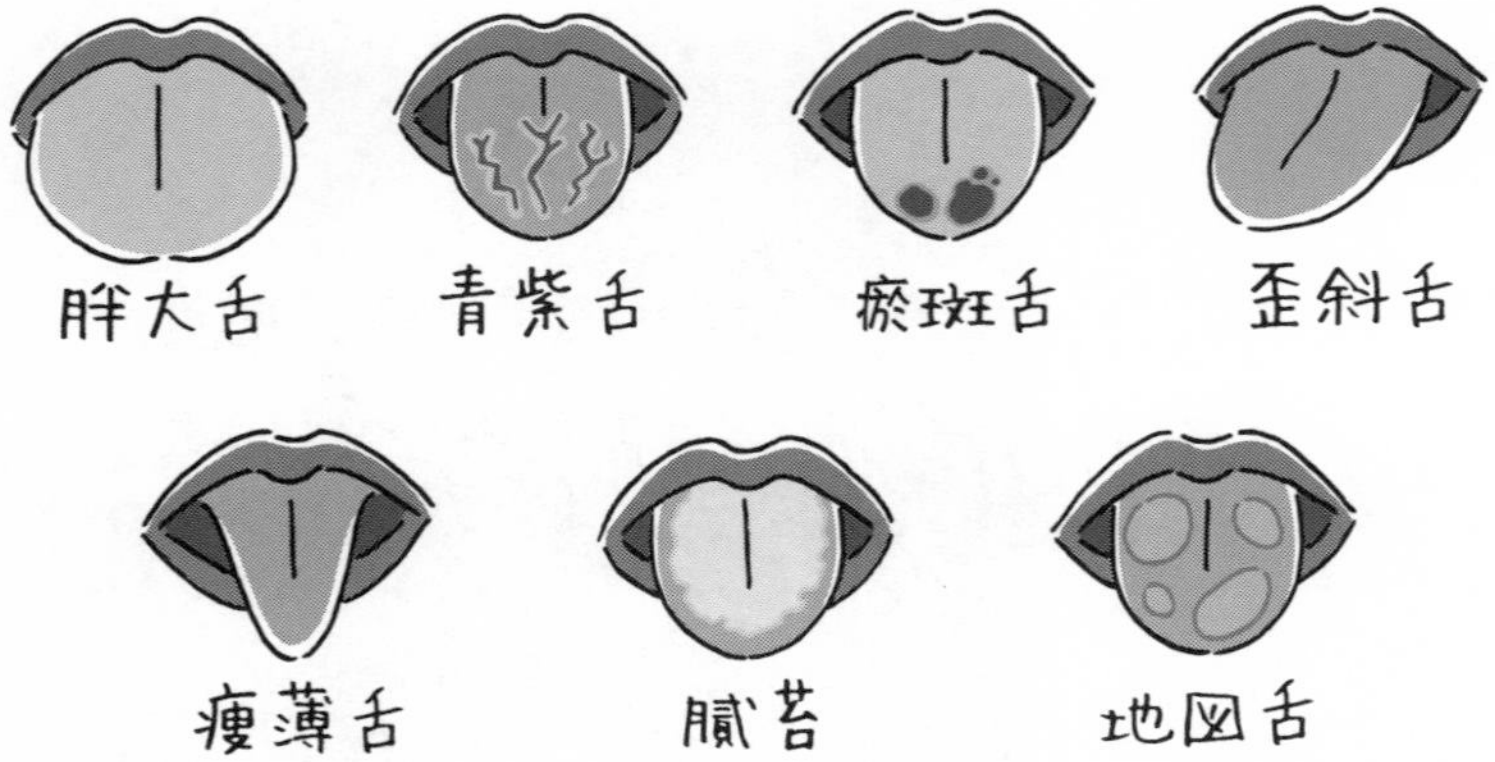

前にコーヒーやカレーなど色が残りやすいものを食べないように指示をすることもお忘れなく！

では、最後に舌診の症例のいくつかをご紹介していきますね。

舌の質や色が教えてくれること

まず、舌診を行う際は、正常な人の舌の状態を知っておく必要があります。

極めて健康な人の舌は、やわらかく自由に動き、やや赤くほどよい大きさをしています。舌苔は白く小さな粒が均等に舌面に付着し、乾燥や粘り気などがありません。

一方、むくみがひどい人の場合は〝胖大舌《はんだいぜつ》〟といって、舌がぼてっとして水ぶくれのようになります。水分代謝が悪い状態を示し、舌が通常より膨張しているのです。舌の辺が歯にあたり、痕が残る場合もあります。身体の冷え、消化不良、慢性疲労、水分だけでなく気も滞っている可能性が高いので、睡眠をしっかりとり、適度に身体を動かして気血津液の流れを良くすることから始めましょう。

月経不順、月経痛、子宮筋腫、身体の痛み、頭痛、眼精疲労などを抱えている女性は、舌が青紫色をしていて、ひどくなると暗い紫色をした斑が出ている場合があります。これは〝青紫舌《せいしぜつ》〟、〝瘀斑舌《おはんぜつ》〟といって、極めて血行が悪くなっている状態です。このタイプの方たちは、古い血を取り除き血行を良くしていく、刮痧《かっさ》や吸玉《すいだま》の施術がおすすめです。

ほかにも経絡異常を示し、舌体が片側に歪む〝歪斜舌《わいしゃぜつ》〟、気血不足を表し、舌体が薄く通常より小さくなる〝痩薄舌《そうはくぜつ》〟、消化機能が弱り、べったり白いネバネバした苔が付着する〝膩苔《じたい》〟、アレルギー体質や身体の潤い不足を示し、苔が地図状になる〝地図舌《ちずぜつ》〟など、まだまだたくさんあります。

実は、私はこの望診がとても得意です。学生時代、美術大学に通っていたことも関係があるかもしれません。物、自然、人など、対象物を観察することが好きなのでしょうね。

ぜひみなさんも、自分自身の神、色、五官、舌の観察を続けてみてください。きっと〝人間の生命の神秘〟に対して、もっともっと興味が湧いてくるはずです。

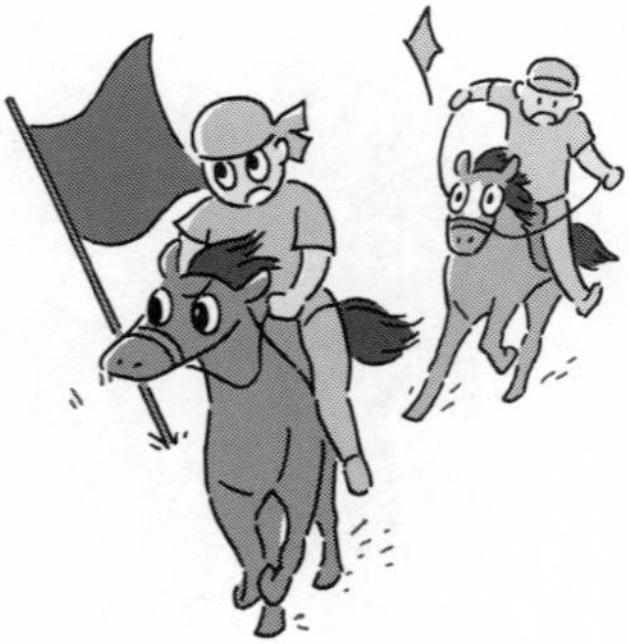

第8章まとめ

● 中医診断学には四つの方法があり、顔色、目、耳や舌の状態を診る「望診」、声の調子や呼吸の状態、体臭などを診る「聞診《ぶんしん》」、既往歴や自覚されている症状を聞いていく「問診」、脈やお腹の状態を診る「切診」がある。

● クライアント自身がまだ自覚していない症状を紐解いていくために、顔を診て内臓や血行などの状態が判断できる「望診」はとても役に立つ。

● 望診を行う際には、基本的な順番がある。まずはじめに「神」を診る。「神」は目にもっともよくあらわれると捉えられている。次に、クライアントの顔色や光沢、明度などの印象を診る。顔色には五つの不健康な「病色」がある。

● 顔色の次は中医学の顔の反射区である「五官」を診る。その後、目や耳の反射区を診ていく。

● 最後に舌の状態、「舌診」。中医学では舌は「目でみることができる内臓」だと捉え、人間の健康状態と病気の兆候をあらわす場所として何千年も前から医療の現場で使われてきた。

Column

動物のための中医学

「はじめに」に少し書きましたが、私は動物、主に犬のための中医学の施術や講義も行っています。動物の施術は反射区に沿って刮痧療法を行いますが、動物の反射区は実際の五臓六腑がある場所に近く、反射区も臓腑と同じ大きさだと捉えられています。

背面、腹部、顔面という順で行い、気血の流れをよくして内臓機能の活性化を図っていきます。刮痧療法のことは第 11 章で詳しく紹介しますが、動物の場合は人の施術よりもソフトに行い、敢えて「痧」を出すことはしません。現在、全国で約 100 名以上もの動物刮痧養生士が活躍しています。また、獣医師さんに中医学を教える講座も多く開催しており、中医漢方獣医師も 100 名近く誕生しています。興味がある方は刮痧国際協会動物施術部会の HP を見てみてくださいね。

私自身も動物は大好きなのですが、東京と北海道を往復する生活をしているので、犬や猫だと長い時間一緒に居てあげることができません。なので、散歩に連れていってあげなくても大丈夫な熱帯魚や亀の飼育をしています。ちなみに心身が弱っている時や調子が出ない時に、動きの活発な生き物を眺めたりすると、元気をもらうことができるんですよ。活発に動いている＝陰陽の「陽」が活発になっている状態。熱帯魚が泳ぎ回る姿を見るだけでも OK です！

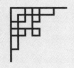

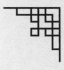

第９章

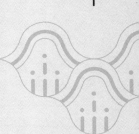

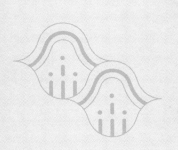

10種類の体質判断

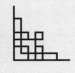

2021年『隔月刊セラピスト』10月号掲載

真の〝美しさ〟とは健康である

みなさん突然ですが〝美しさ〟とはどういう状態を指すと思いますか？

セラピストであればこの〝美しさ〟について、考える機会が多々あるのではないでしょうか。

私は日本に来てこれまでにたくさんの女性に施術を行ってきましたが、多くのクライアントさんの目指す〝美しさ〟が〝細く痩せている身体〟であることに驚きました。中医学では〝美しさは健康である〟と断言できます。

私たちは一人ひとり体質が違います。生まれ持った先天的な素質や、生まれた場所の気候や食べ物、生活習慣や年齢により身体つきも変わってきます。

内モンゴルは寒い地域なので女性もガッチリした体型が多く、そのほうが健康を保つことができます。無理して理想の体型を目指すのではなく、自身の体質の傾向を知り健康を保つことが、生き生きとした美しさにつながります。そこで本章は中医学の〝10種類の体質〟についてお伝えしたいと思います。

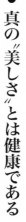

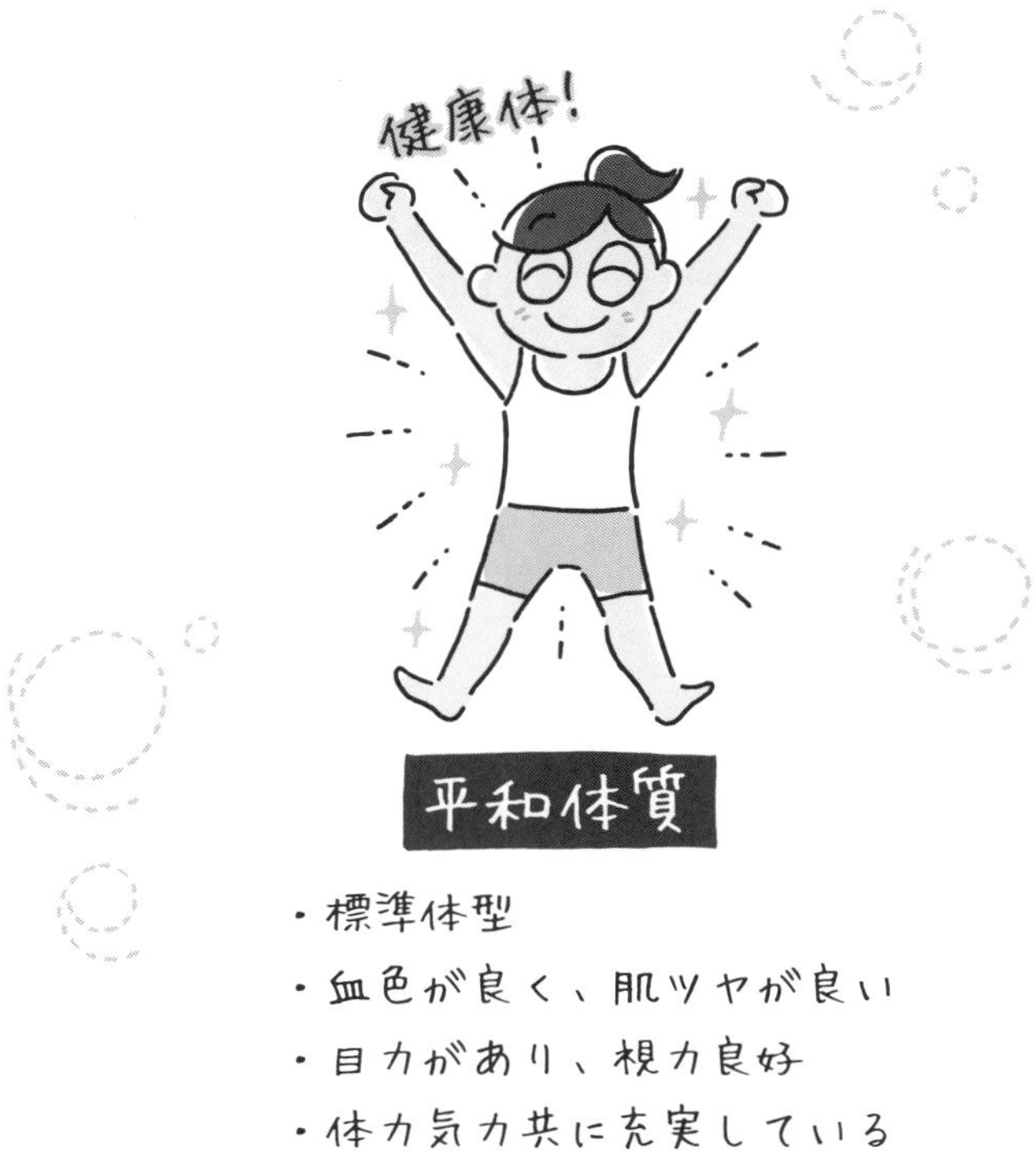
健康体!
平和体質
・標準体型
・血色が良く、肌ツヤが良い
・目力があり、視力良好
・体力気力共に充実している

まずは、気血が調和した①平和体質と、元気不足である②気虚体質から解説しましょう。

健康的な平和体質と 気の生成不足 気虚体質《ききょたいしつ》

まず❶平和体質ですが、いわゆる健康体のことです。

先天の素質に恵まれ、後天の養生も適切。若者に多く、女性よりも男性に多くみられることが特徴です。

基本的に体質とは、生まれ持った先天的な素質が本質を決定します。そこに生育環境や年齢、生活

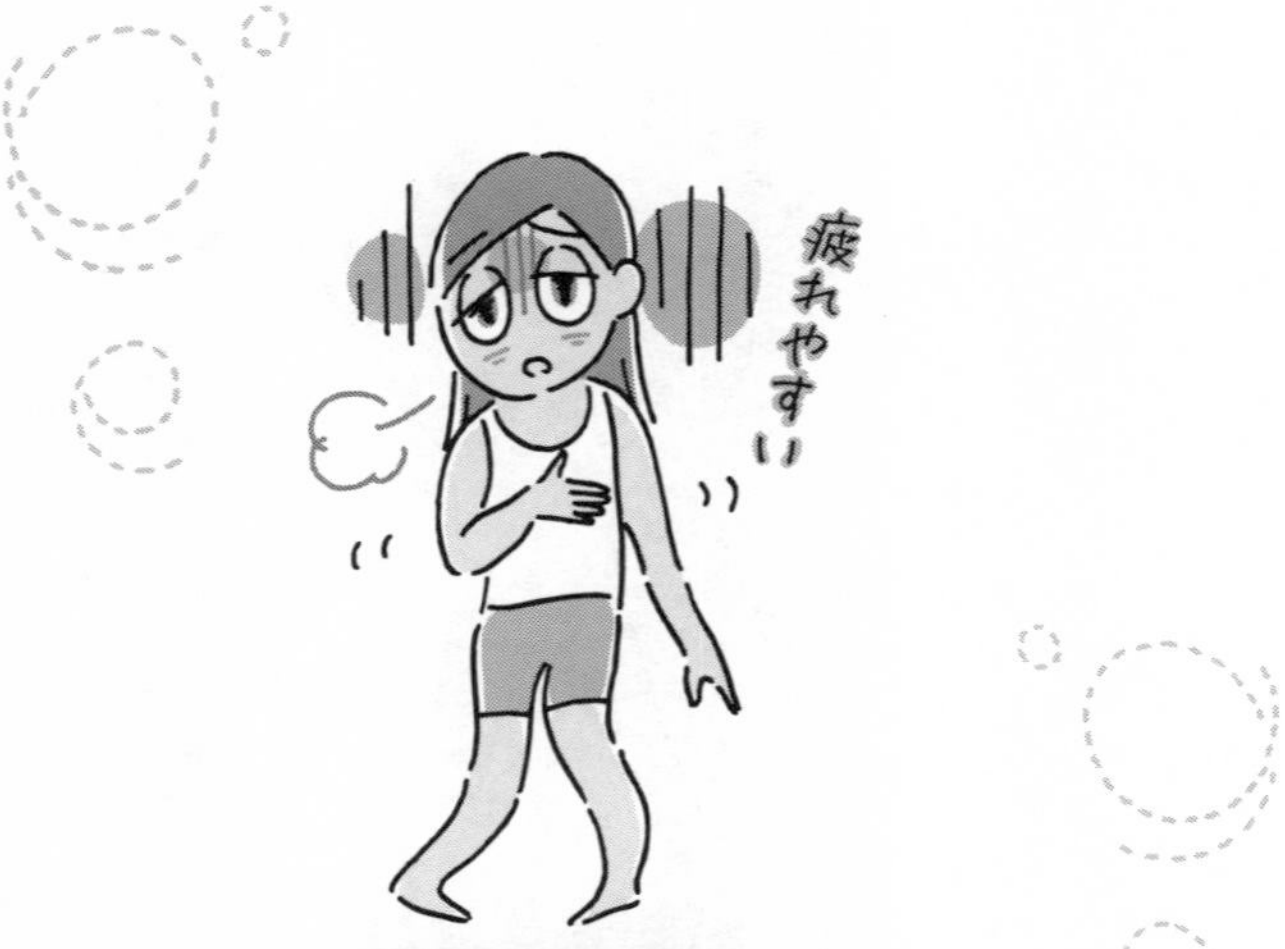

気虚体質

・元気が出ず、疲労感がとれない
・声が小さく、息切れする
・食欲不振、消化不良
・顔色は青白く、目に力が入らない

習慣、感情変化や病気の有無、薬の服用、社会環境などが影響を与え形成されていきます。

平和体質は血色が良く肌も髪もツヤやかで、目力があり、体力も充実しています。食欲がありよく眠り、大小便も正常。舌の状態は薄紅色で、薄く白い苔がみられます。精神状態も良好で、明るく付き合いやすい印象を与えます。健康のモデルとなるような体質ですね。

一方、❷気虚体質とは一言であらわすと〝疲れやすい〟体質です。先天的な素質だけでなく、大きな病気を経験したり、加齢でもこの傾向が強まってきます。特徴としては身体が引き締まらない、顔色が蒼白で目に力がない、髪や肌にツヤがなく、記憶力減退。食欲不振や消化不良があり、血圧が低く動悸や不整脈があることも。声が小さめで下痢をしやすく、舌の淵には歯痕が残ります。風邪をひきやすく内向的で、とにかく元気が出ず、疲れを感じやすい体質です。肺、脾、心、腎の機能失調による気の生成不足が原因であると考えられます。

冷えを感じる陽虚《ようきょ》体質と血が足りない血虚《けっきょ》体質

続いて寒がりな❸陽虚体質と、貧血傾向の❹血虚体質を解説します。

どれかひとつの体質だけが自分に当てはまるというわけではなく、複数が組み合わさっている場合もありますし、ライフステージにより体質も変化していきます。いずれも適切な養生を続けていけば改善が期待できるので、安心してくださいね。

❸陽虚体質の方はとても寒がりです。陽気が不足しているため、身体を温めることができ

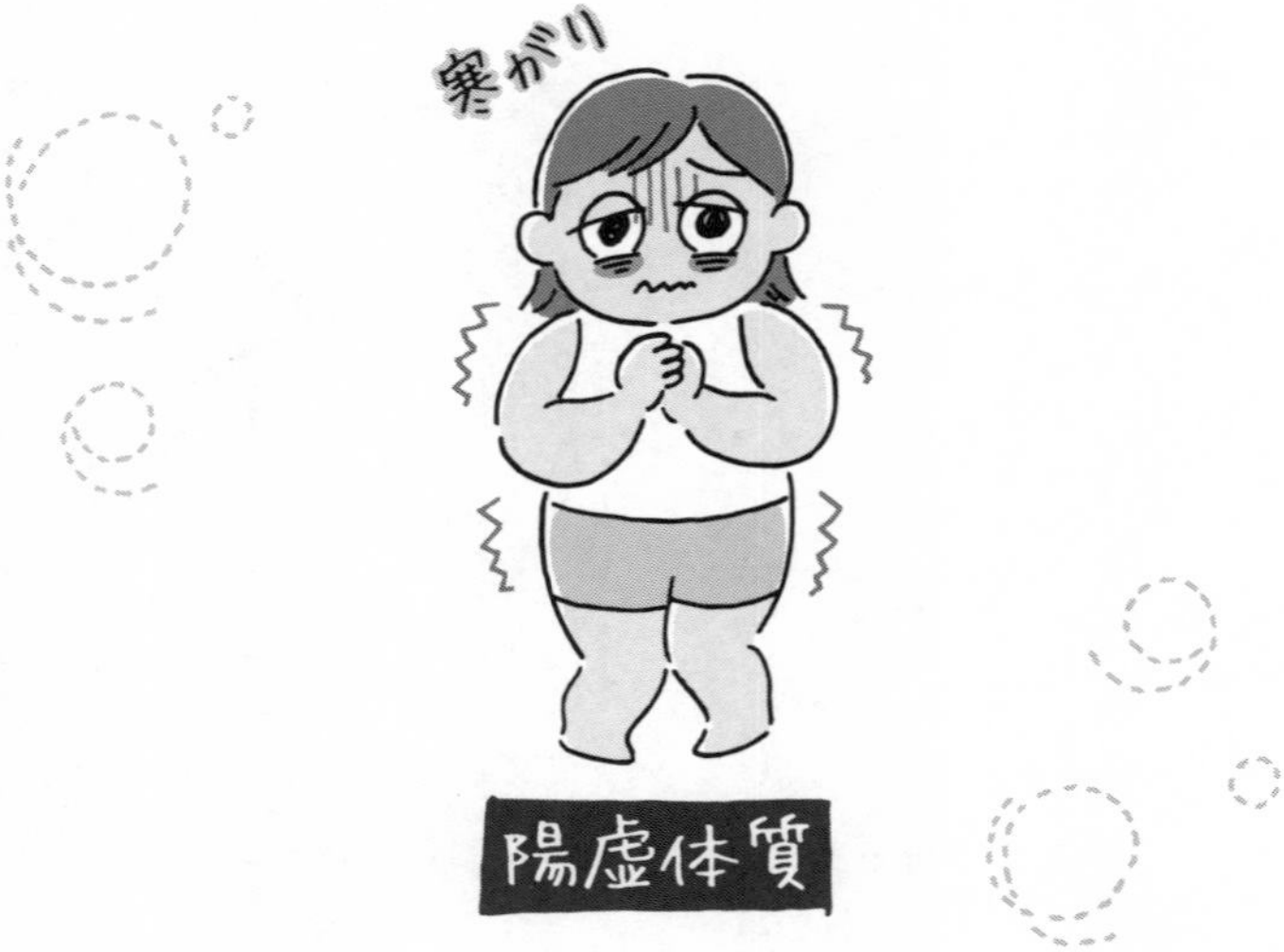

・ぽっちゃり体型
・クマがあり、唇の色が薄い
・寒がり。特に、背中と腹部
・下半身にむくみがある

ずにいます。常に体温が低く手足が冷え、夏の熱さは耐えられるけれども、冬の寒さは苦手という傾向がみられます。かかりやすい病気に胃痛、腰痛などがあり、ぽっちゃり体型の方が多いです。顔色は蒼白く目の下にクマがあり、唇の色が薄く、夜尿や下痢をしやすくなります。膝や腰が冷えて痛い、下半身がむくみやすい、耳鳴りがする、熟睡できず眠りが浅くなりやすい、舌は全体的に白く歯痕があります。性格は内向的でもの静かなタイプの方が多いです。

次は女性に特に多い❹血虚体質

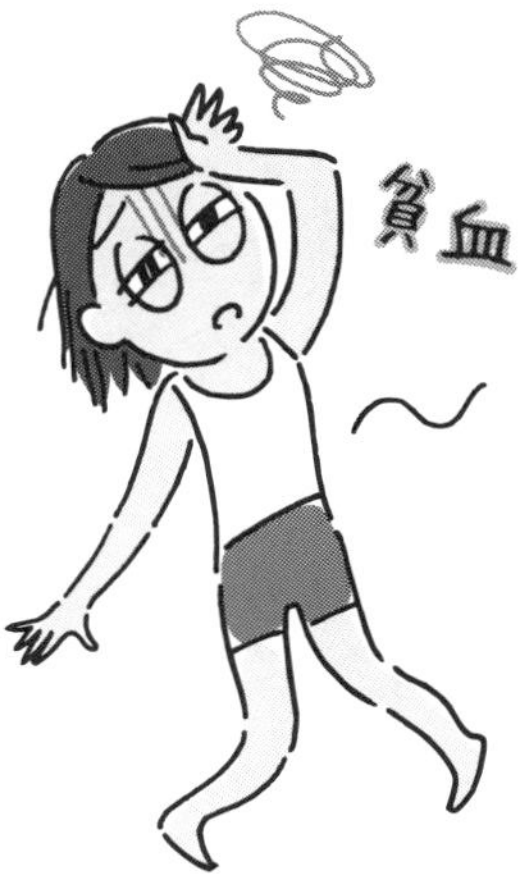

血虚体質

- 痩せている
- 血色が悪く、髪や爪にツヤがない
- 不眠、多夢
- 不安感、視力のかすみ

です。

　飲食の不摂生、過労、大きな病気を経験、失血過多などでなることが多く、不眠や生理不順、軽度のうつ病などにかかりやすい体質です。

　外見の特徴としては痩せていて、唇や皮膚、髪がパサパサと乾燥している、血色が悪く肌や爪にツヤがないなどが挙げられます。精神状態としては不眠や健忘、不安感、多夢、驚きやすくて刺激に弱いなどがみられます。

　女性は毎月の月経で血を失うので、補血を意識した食養生をおくることが大切になります。

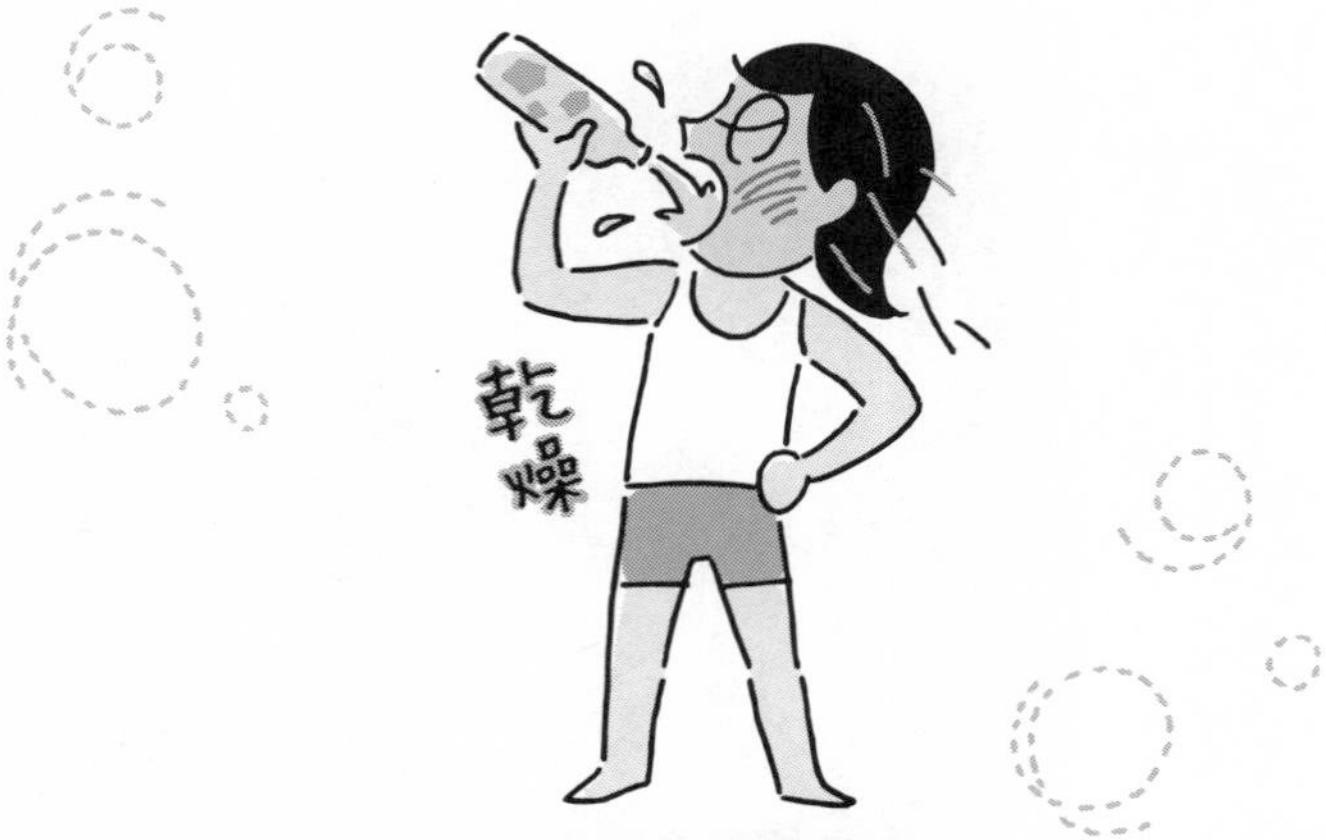

陰虚体質

・体型はひょろりとして細い
・顔色が赤く、火照り感がある
・口が渇く、冷たい飲み物を好む
・白髪、抜け毛が多く、シワができやすい

乾燥する陰虚《いんきょ》体質と気分が塞ぐ気うつ体質

続いて、血液や水分不足で乾燥しがちになる❺陰虚体質と、気の巡りが悪い❻気うつ体質です。

❺陰虚体質の体型はひょろりとして細く、顔色は赤く暑がりで火照り感があります。また、口が乾き冷たい飲み物を好み、便は乾燥して尿の色が濃く、シワができやすく、白髪や抜け毛が多くあります。高血圧や糖尿病にかかりやすい傾向にあり、精神状態は気が短く、外交的で活発な印象を与えま

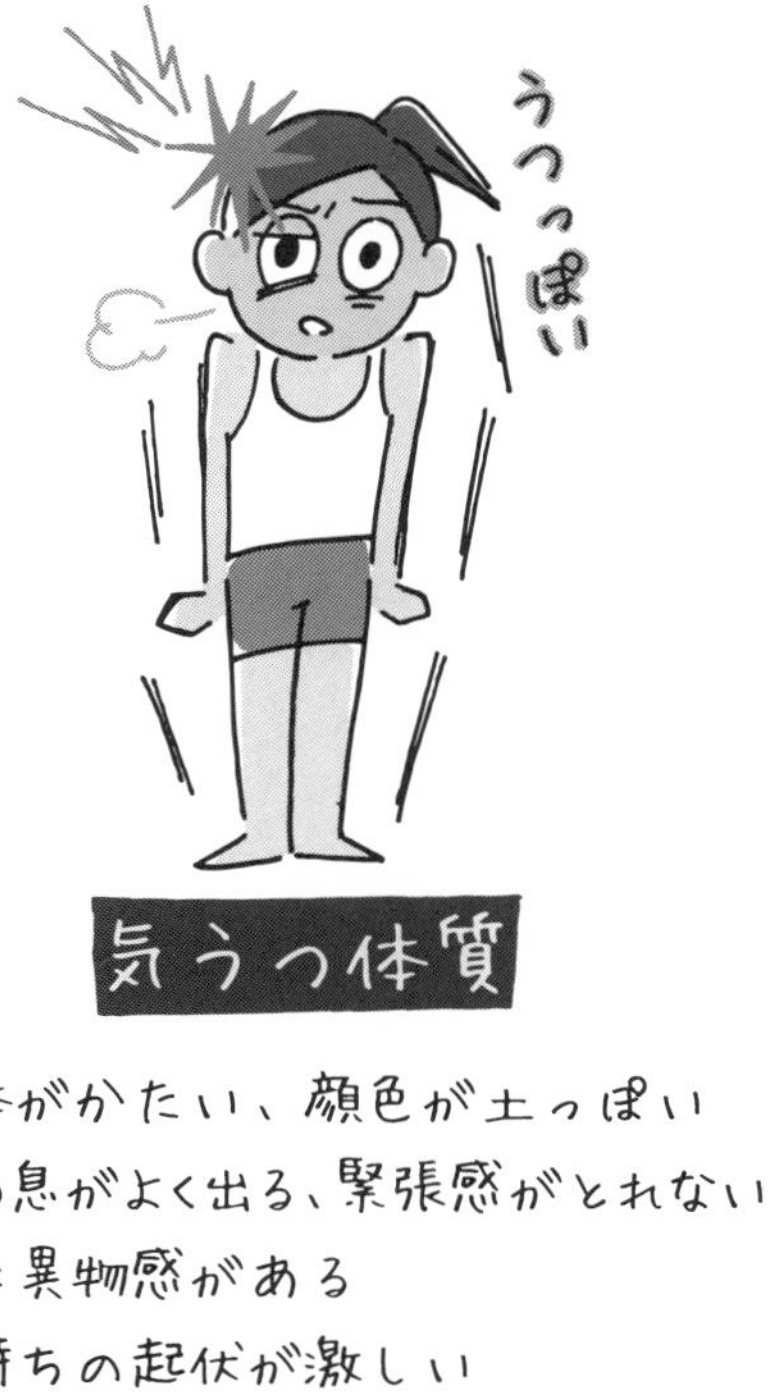
うつっぽい
気うつ体質
・身体がかたい、顔色が土っぽい
・ため息がよく出る、緊張感がとれない
・喉に異物感がある
・気持ちの起伏が激しい

す。

そして、思春期から中年までの女性に多くみられるのが❻気うつ体質です。

クライアントさんにもこの体質の方が多々いらっしゃると感じるセラピストさんもいるのではないでしょうか？

気うつ体質の方は長く感情を抑圧していたり、環境変化に敏感、外部からの精神的な刺激に弱く、情緒不安定で曇りや雨の日を嫌う傾向にあります。なりやすい病気としては、うつ病、不眠、片頭痛、

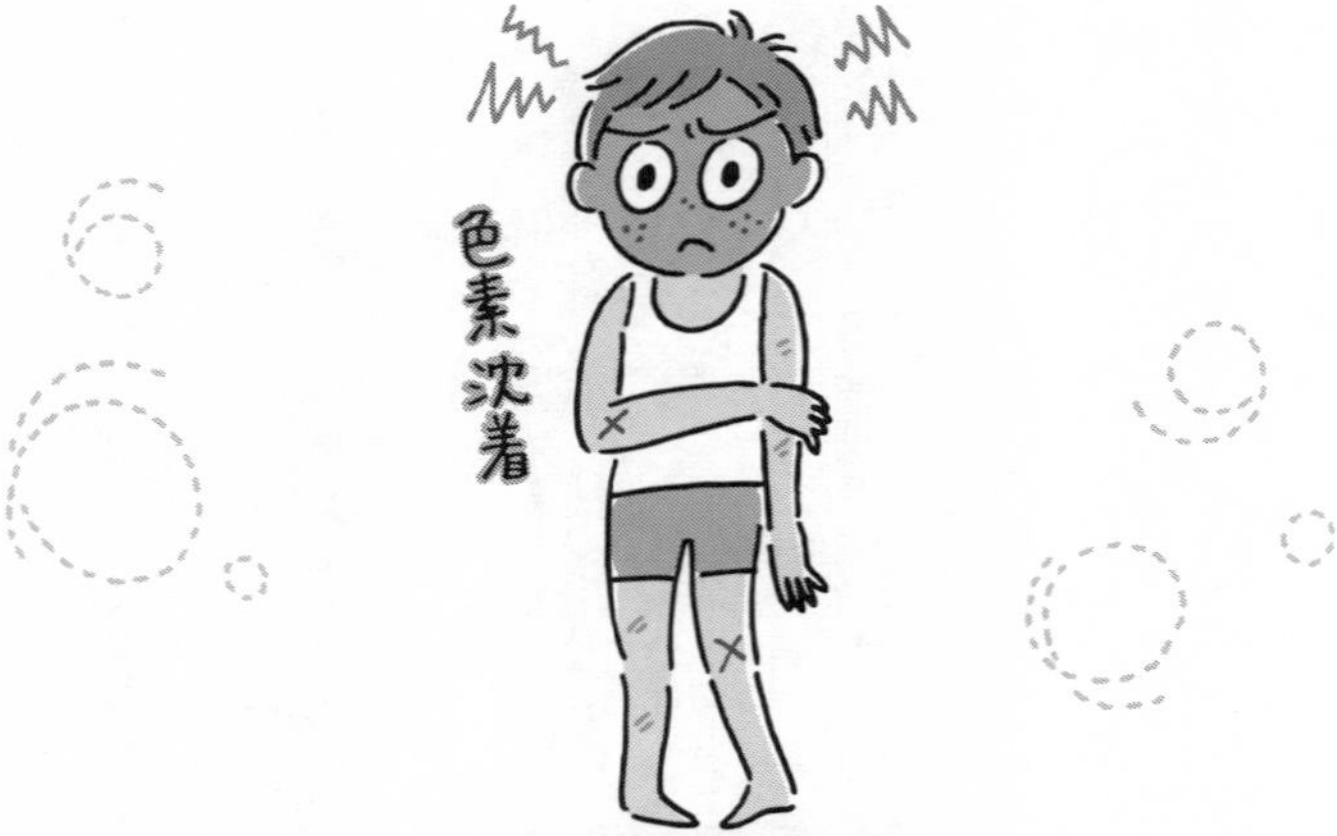

血瘀体質

- 痩せていて、顔色がどす黒い
- 顔にシミやソバカスが目立つ
- かたいニキビができる
- 傷跡が残りやすい

慢性胃炎、肝炎、自律神経失調症、乳腺症、甲状腺の病気などが挙げられます。痩せ型で身体や動き、表情がかたく、顔色は土色で憂うつそうな印象を与えます。

ほかにもため息がよく出る、緊張感や不安感がとれない、口の中が苦く喉に異物感がある、集中力が続かず気持ちの起伏が激しい、敏感で疑い深くなるなどがみられます。原因としては、肝、心、脾の機能低下が関連しています。

本章はそれぞれの体質の解説のみを行いますが、次章は生活法、食養生、おすすめのツボ、運動法

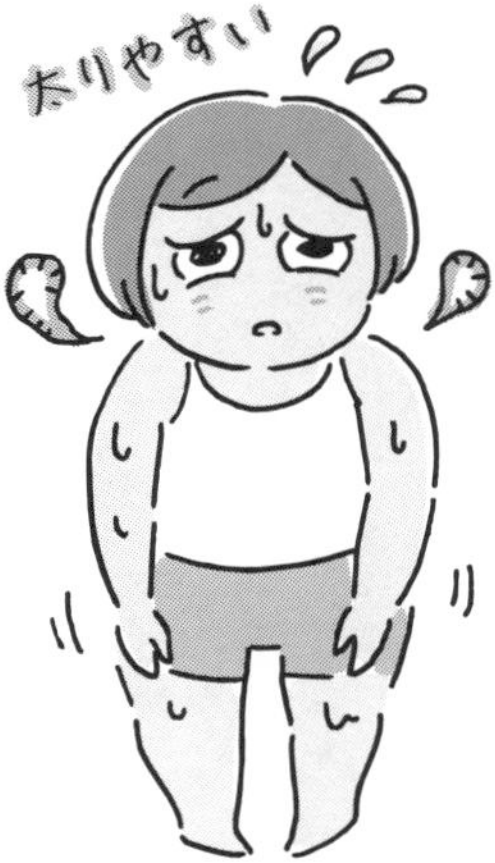

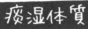

痰湿体質

- 太りやすく、セルライトがつきやすい
- 汗っかき
- 瞼が腫れぼったい
- 梅雨や湿気が多い季節が苦手

なども詳しくお伝えしていきます。楽しみにしてくださいね。

痛みがある血瘀《けつお》体質と肥満体型の痰湿《たんしつ》体質

さぁ、ここまで6つの体質を解説してきました。残すところ、あと4つです。

❼つ目は血瘀体質です。これも女性に多くみられる体質ですね。この体質の方はシミが目立ちます。体型は痩せていて、顔色がどす黒く、目の周りがくすんでいます。鼻や顔にシミやそばかすが多く、

かたいニキビができ、ニキビ痕や傷痕が残りやすいタイプです。目の充血、歯茎の出血、生理痛があり経血に塊が混じります。乳房や腹部にしこりができて痛んだり、精神状態としては短気で怒りっぽく、イライラしやすい印象を与えます。高血圧やうつ病、脳梗塞や片頭痛、肋間神経痛、乳腺症、子宮筋腫にかかりやすい傾向があります。血の巡りや血の生成がうまくいっていない状態にあり、痛みを伴うことが大きな特徴です。

❽痰湿体質は、肥満体型で女性よりも男性に多いタイプです。

中年になるとなりやすく、食生活の不摂生、夜更かし、運動不足などが要因のひとつとして考えられます。体型の特徴としては、お腹がブヨブヨして突き出ている、太りやすくセルライトがつきやすい、顔色は淡黄色、脂性肌で汗っかき、瞼が腫れぼったく四肢が重ダルいなどが挙げられます。

中医学では、この痰湿体質は肺に痰が停滞しやすくなっている状態だと考え、口の中が粘つく、胸が苦しい、痰が絡む、水を飲みたがらないなどの症状が出ます。また、脂肪肝、関節炎、不妊症、糖尿病、メニエール病、高脂血症、血管に関する疾病などにかかりやすくなります。精神状態は穏やかで温厚、忍耐強い印象を与えます。

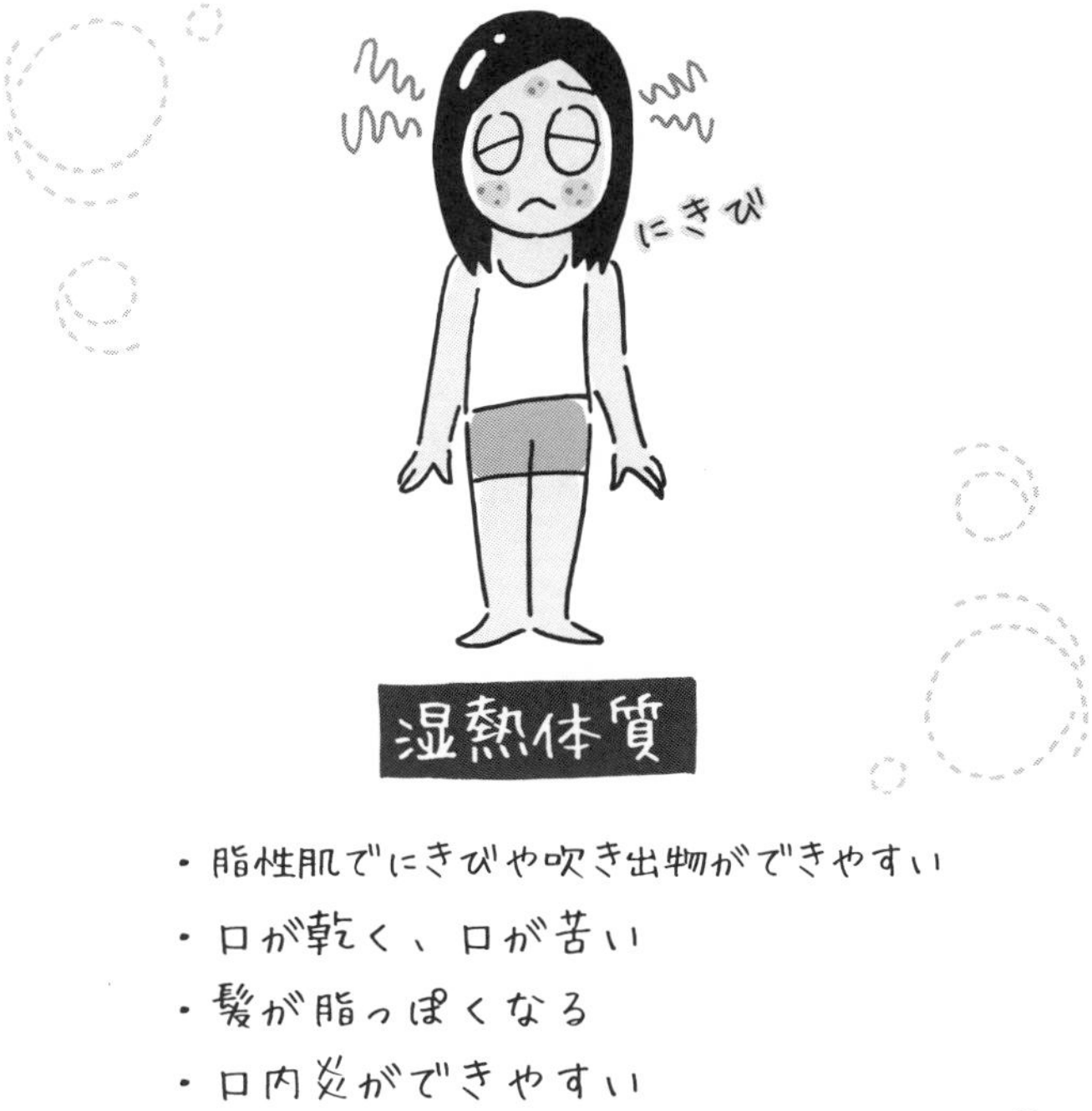
にきび
湿熱体質
・脂性肌でにきびや吹き出物ができやすい
・口が乾く、口が苦い
・髪が脂っぽくなる
・口内炎ができやすい

吹出ものができる湿熱《しつねつ》体質 特別な特異体質

ニキビや吹き出物がたくさんできるのは❾湿熱体質です。

身体に湿気と熱が溜まっていて、例えるなら体内にカビが生えやすい状態です。先天の素質もありますが、喫煙、飲酒、夜更かし、偏食などでこの体質になることがあります。特徴は、体型は痩せているか太っている、脂性肌でテカテカする、口臭が出やすく、歯は黄色で歯茎や唇が赤いなどがあります。ほかにも口内炎や歯茎の腫れが起きやすく、汗かきで体臭もき

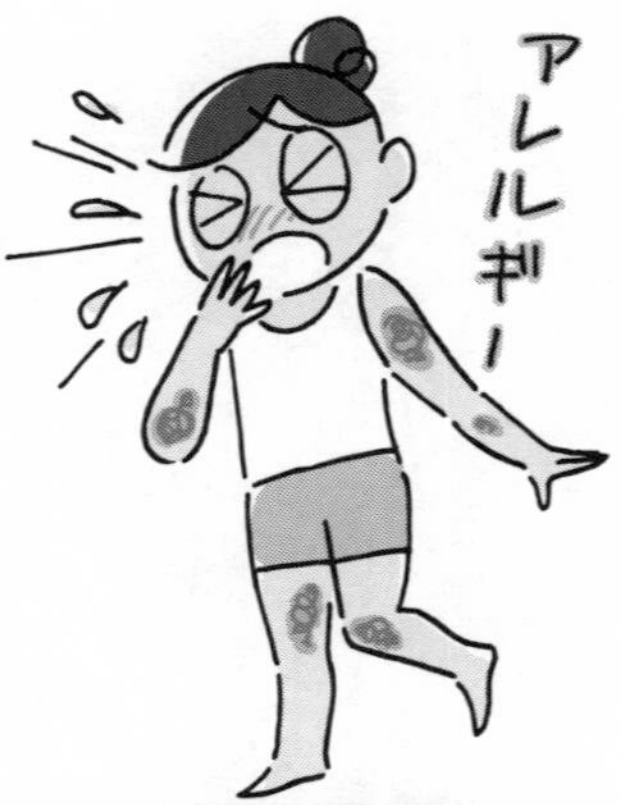

特異体質

- くしゃみや鼻水が出やすい
- 冷たい空気や粉塵に触れるとアレルギーがでる
- 魚、エビ、牛乳を摂るとアレルギーが出る
- 先天的な疾病にかかっている

つくなりがち。尿が濃く大便に粘り気がありスッキリ出ない。梅雨や台風が多く発生する時期に体調を崩しやすく、脂漏性皮膚炎、胃腸炎、痛風、膀胱炎、尿道感染、腎盂炎になりやすい傾向にあります。精神状態は明るいけれど、短気で怒りっぽい印象も与えます。

そしていよいよ最後の体質は、

⑩特異体質です。

これは先天性、遺伝的な異常による特別な体質です。アレルギーが起きやすく、風邪ではないのにくしゃみや鼻水が出る、冷たい空気や砂塵に触れるとアレルギーが出る、魚やエビ、牛乳を食べると蕁麻疹が出る、皮膚を掻くとすぐに赤くなる、傷跡が残るなどの特徴があります。

遺伝的な要素だけでなく、環境や薬物の影響なども関係している可能性があります。精神状態は個人により異なり、花粉症、蕁麻疹、アレルギー性紫斑病などにかかりやすくなると考えられます。

深めていけば的確なアドバイスが可能

駆け足で解説してきましたが、いかがでしたでしょうか？

きっと自分だけでなく家族やクライアントさんの顔が浮かぶ体質もあったかと思います。

現在、自身に強く出ている体質を知り、それに合わせた養生を行うことで体質の偏りが整っていきます。偏りが整えば身体、心の不調が減るので、健康的な自身の状態が分かるようになっていきます。そして健康になれば、自分らしい美しさが内側から溢れてきます。

中医学ではこのように前章の舌や目、顔を診る望診、そして本章の体型や外見の特徴、症状から体質を診て養生を行っていく体質判断があります。これらを深めていけば、施術だけでなく的確な暮らしのアドバイスもできるようになります。

次章では、それぞれの体質の養生法を詳しくお伝えしていきます！

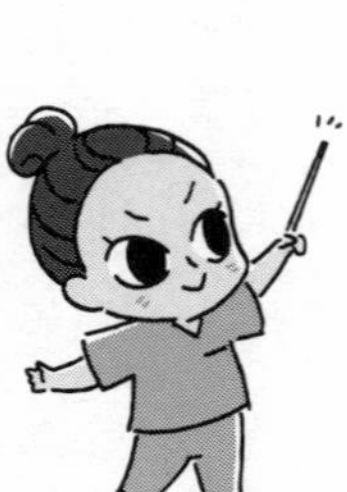

第9章まとめ

● 人はそれぞれ、生まれ持った先天的な素質、生まれた場所の気候や食べ物、生活習慣や年齢により身体つきが変わってくる。中医学には「10 種類の体質」がある。

❶いわゆる健康体は「平和体質」。先天の素質に恵まれ、後天の養生も適切。若者に多く、男性に多くみられる。
❷「気虚体質」は疲れやすく、元気が出ない。肺、腎、心、脾の機能失調による気の生成不足が原因。
❸「陽虚体質」は、陽気が不足しているため身体を温められず、常に体温が低く手足が冷えやすい傾向がある。
❹「血虚体質」は過労や失血過多などでなることが多く、不眠や生理不順、軽度のうつ病などにかかりやすい体質。
❺「陰虚体質」は血や水分が不足していて、乾燥しがち。体型はひょろりとして細く、暑がりで火照り感がある。
❻「気うつ体質」は思春期から中年までの女性に多くみられ、感情の抑圧、環境変化に敏感、情緒不安定等の傾向がある。
❼「血瘀体質」は血の巡りや生成がうまくいかず、シミができやすくニキビ跡、傷跡が残りやすいタイプ。
❽「痰湿体質」は、肥満体型で女性よりも男性に多い。脂肪肝、関節炎、不妊症、糖尿病等になりやすい。
❾「湿熱体質」は身体に湿気と熱が溜まっていて、ニキビや吹き出物等がたくさんできやすい。
❿「特異体質」は先天性、遺伝的な異常による特別な体質。環境や薬物の影響なども関係している可能性がある。

Column

土地に合わせた「異法方宜論《いほうほうぎろん》」

文中にも書きましたが、本来、“美しさ” とは、健康的で生き生きとしたものです。内モンゴルには内モンゴルの、日本には日本の風土がつくる健康美があるはずです。
『黄帝内経』の中にも「異法方宜論」というものがあります。その土地、その土地によって気候や風土が違うので、病気を治す時には、地域ごとによって治療法が違うというようなことが書かれています。

例えば刮痧療法は塩と魚の産地、東方で主に行われていた療法です。塩は摂り過ぎると血がドロドロになりやすいので、この療法が生まれたと言われています。西方は環境が厳しく大きな獣が多い地域。獣肉をよく食すため、身体が肥えやすく消化不全がおき、内臓の病気にかかる人が多くいました。なので外からではなく飲んで内側から治す薬草がよく使われ発達していきました。北方は寒いためお灸がよく使われ、一方で南方は陽気が最も旺盛。湿気が多いため筋肉の痙攣、しびれ、麻痺が起こりやすく、治療には鍼が有効とされていました。中央地域には多種多様な食べ物が集まってくるので、身体を動かさなくなる傾向があります。なので筋肉が少なく手足が冷えやすいため、治療には導引（気功）や按摩がよく使われ発展しました。

あなたが住んでいる地域では、どんな療法が発展していますか？調べてみるのも面白いですよ！

第 10 章

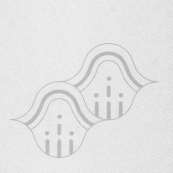

体質別の養生法

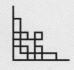

2021年『隔月刊セラピスト』12月号掲載

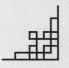

朝は一杯の白湯から始まる

私はクライアントさんや生徒さんから「雲瑶先生はいつも忙しいはずなのに、どうしてそんなに元気なんですか？」と質問をされることがあります。

私が心がけて行っている日々の養生法をここで少し紹介させていただきますね。特に、寒い時期のセルフケアの参考になるはずです。

私は月の半分は札幌、もう半分は東京で活動しているのですが、

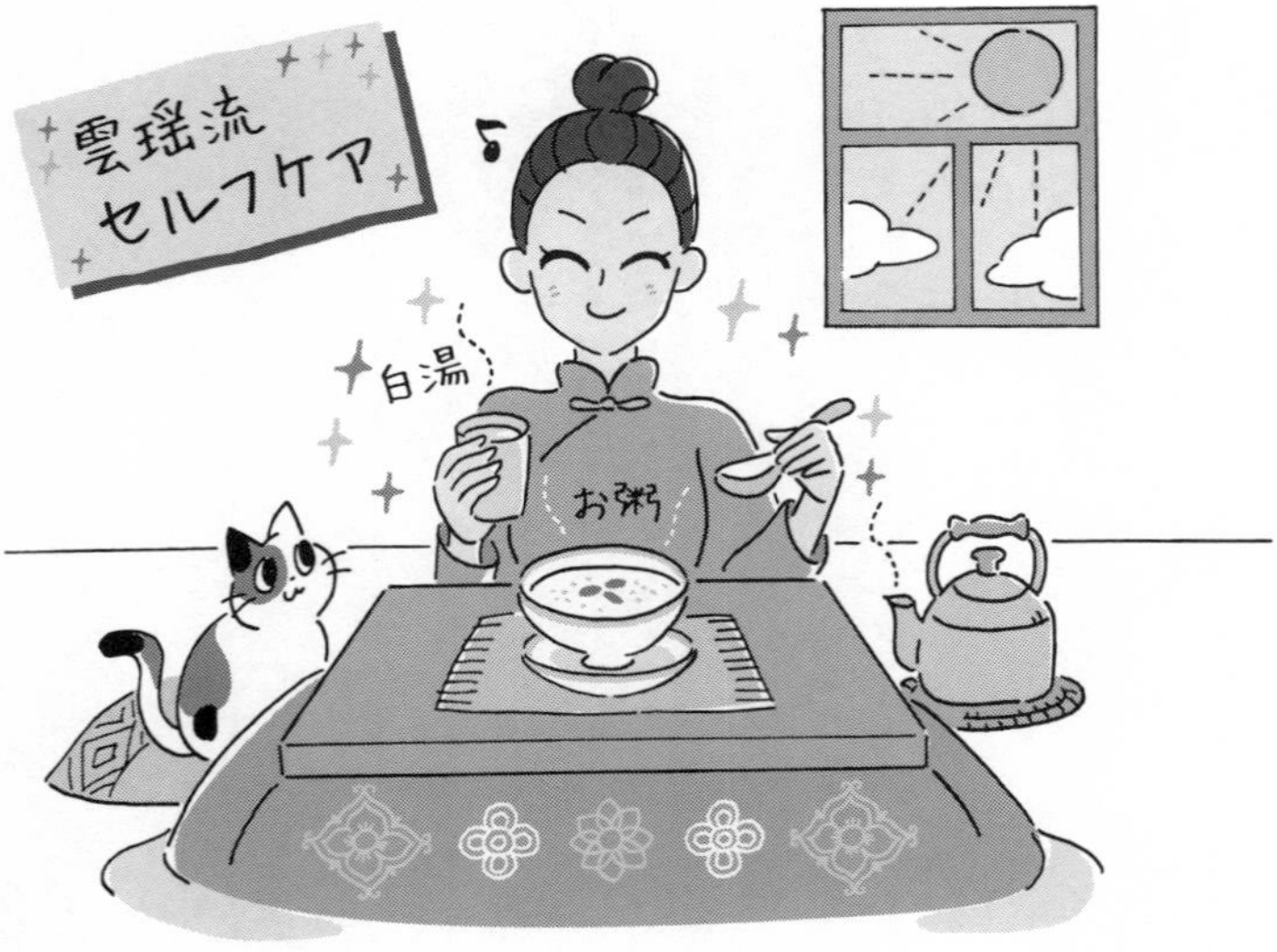

どこに居ても朝起きると必ず白湯《さゆ》を飲むようにしています。まずは白湯を飲んで、身体の中の不要なものを尿と一緒に出してから一日を始めます。

ちょっと考えてみて欲しいのですが、氷を入れた冷たい飲料を飲んでも、尿は温かいですよね。これはどうしてかというと、身体の体温を一定に保つため、摂取した水分を臓器が温めるからです。臓器に余計な負担をかけないために、朝の白湯はとても最適です。同じ理由で、朝はお粥を食べることが多いです。お粥は消化吸収が良いので、お昼ご飯の時間になるとちゃんとお腹が空くし、温かい料理を食べてじんわりほどよい汗をかくことは、身体を芯から温めることにつながっていきます。

お昼ご飯は、セラピストさんなら情景が思い浮かぶかと思いますが、なかなか時間を取ることができません。けれど食べないと心身が疲弊してしまうので、施術の合間に素早く栄養補給できるゆで卵や、市販の赤飯にクコの実やナツメを入れて雑炊を作りパワーチャージをしています。そして夕飯はたくさんの野菜を入れたスープやサラダを食べるなどして、野菜を積極的に摂るようにしています。

いくら忙しくても、自分自身の養生ができていなければ気持ちの良い心で接することも、温かい手で施術を行うこともできなくなってしまいます。自分を大切にすることは、周りの人を大切にすることにつながっています。

✿気虚体質には卵や牛肉がおすすめ！

さぁ、本章は前章の続きになります。前章は10種類の体質についてそれぞれ詳しく解説しましたが、ここでは体質別の養生法を紹介していきます。ぜひ自分自身、家族、クライアントさんへの養生法の参考にしてみてください。

では、❶の平和体質からです。

平和体質は血色が良く、夏の暑さにも冬の寒さにも強く、社会環境の変化にも順応できる健康そのものな体質です。これをすべきという養生法は特になく、これまで通りよく眠り、四季の変化を楽しみ、腹八分目の食事を心がけていけば良いでしょう。時間はかかるかもしれませんが、これから紹介する9つの体質にあてはまる場合も、気長に養生を続けていけば

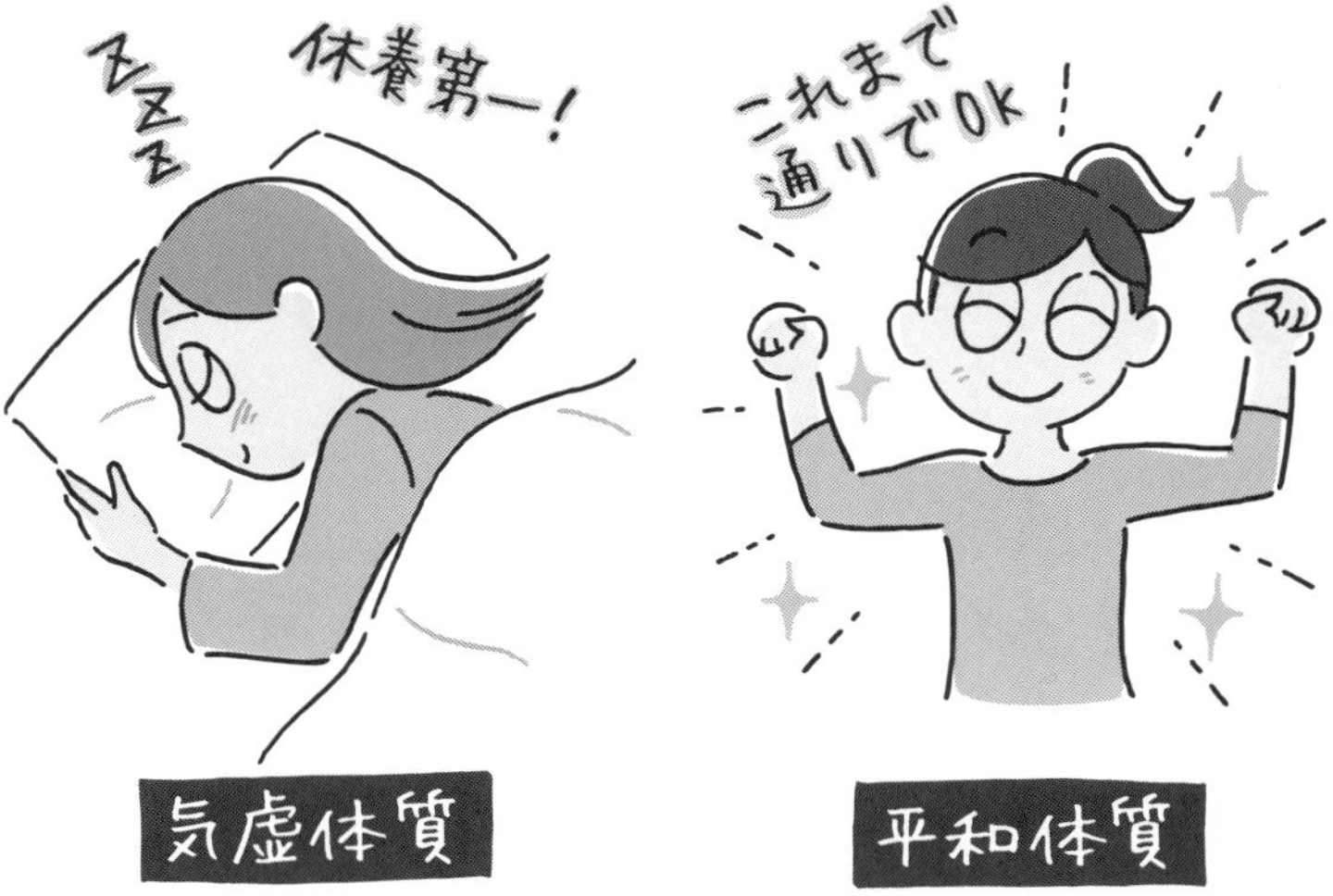
Zzz
休養第一！
気虚体質
これまで通りでOK
平和体質

この平和体質に近づくことが可能です。

次は❷気虚《ききょ》体質です。

活力を感じない、なんだか毎日疲れやすい、動くと息切れが起こり、風邪を引きやすい体質です。原因は肺、脾、心、腎の機能失調による気の生成不足です。養生は、とにかく休養が一番！夜更かし、過労、汗を大量にかくスポーツ（ホットヨガも厳禁）を避け、質の良い睡眠をとりましょう。

食事でおすすめなのが気を補ってくれる長芋と鶏肉入りのお粥や、卵スープです。中華料理屋に入るとよく卵スープがついてくると思うのですが、素早く気を補ってくれるのでおすすめです。牛肉も補気補血《ほきほけつ》作用があるので、じゃがいもや人参を牛肉で巻いて煮込む煮物も良いですね。身体がエネルギーを作ることができない状態になってしまっているので、ゆっくり休み、気と血を補ってくれる食事を摂りましょう。

女性は血を補うことが大切

続いて❸の陽虚《ようきょ》体質は、とても寒がりな体質です。

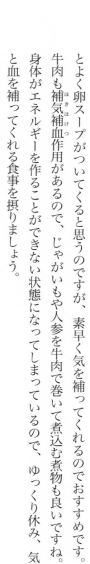

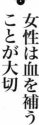

低体温で手足は冷たく、お腹も触るとひんやりしています。腰痛にもなりやすく、下半身のむくみもあります。原因は脾と腎の機能低下。飲み物ならば腎の気を補い、身体を温める作用のある杜仲茶や黒豆茶が最適です。食材は韮がおすすめで、韮と卵、海老、胡桃の炒め物も良いですし、お肉なら何といっても身体を温める効果が高い羊肉が良いです。

日本では羊肉は手に入りにくいと思うので、市販のジンギスカン用のお肉をミンチにして肉団子を作り、生姜をスライスしてスープにしていただいても抜群に身体が温まります。さ

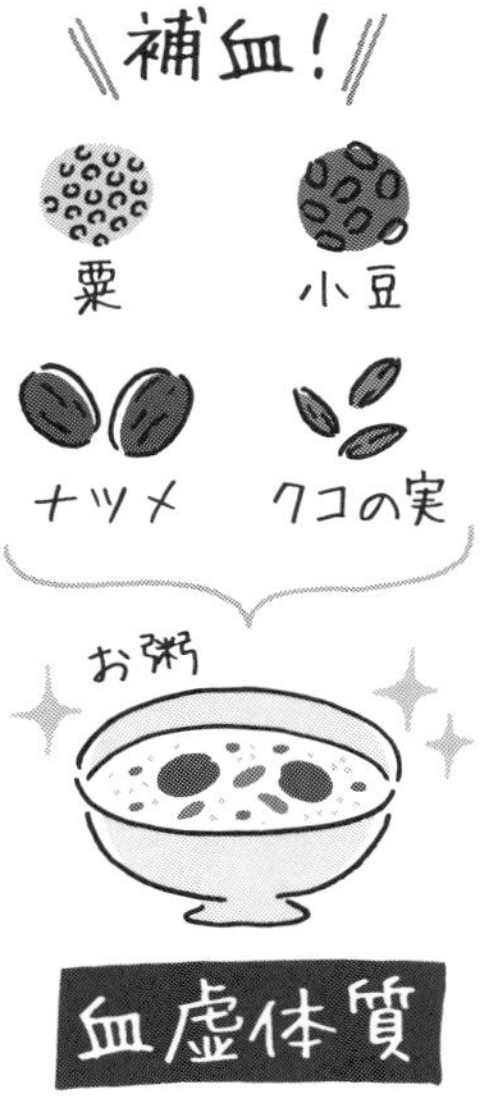
補血！
粟
小豆
ナツメ
クコの実
お粥
血虚体質

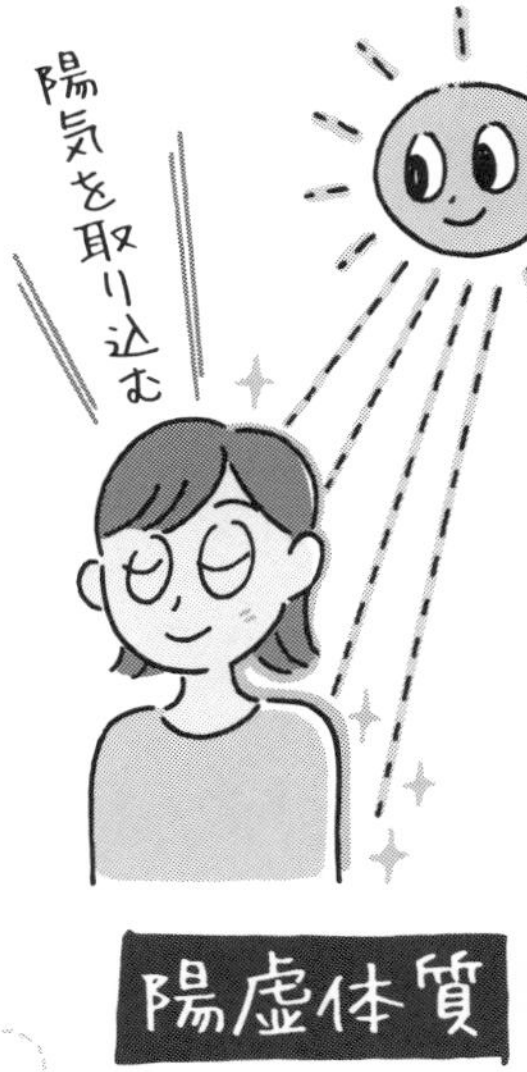
陽気を取り込む
陽虚体質

らに、太陽が高い位置にある日中に、背中を太陽に向けて陽の気を取り込むことも陽虚改善につながります。実際、内モンゴルに住む私の母親もこの養生法を行っていますが、毎日とても元気です！

❹の血虚《けっきょ》体質は貧血が起こりやすく、生理不順、不眠、多夢、不安感、健忘、動悸などがあります。原因は脾胃、心と肝の機能低下。可能な環境であれば昼寝を適度にし、夜更かしは禁物です。

　日頃から血を補う作用のある鶏肉、牛肉、レバー、黒木耳《くろきくらげ》、ほうれん草、トマトなどの食材を使い料理を作る意識を持つと良いでしょう。

また、補血作用が高い粟《あわ》と小豆で作ったお粥にナツメとクコの実を入れた薬膳粥は血虚体質にとても効果的です。飲み物ならば、黒糖に生姜、ナツメを入れて温めたドリンクがおすすめです。貧血は胃が冷えていることも考えられるので、身体を内側から温めることも大切になります。


血虚の状態がさらに進行してしまうと、❺陰虚《いんきょ》体質になります。

血の不足だけでなく水分不足も引き起こし、乾燥や火照り感が出てきます。口の中が乾き、冬でも冷たい飲み物が欲しくなり、精神状態も些細なことで怒りっぽくなります。女性は毎月の生理で血を失うため、血虚体質や陰虚体質になりやすい状態。そこにダイエットなどによる食事制限が加わると、生理で失った血を補うことができなくなります。

また、陰虚体質の兆候が出てきたら、補血だけでなく身体を潤すことも大事。百合根、蓮の実、大根、冬瓜、蓮根、白木耳《しろきくらげ》、牡蠣、鴨肉、豆腐などの滋陰清熱《じいんせいねつ》作用のある食材を使い、お粥やスープを作って食べてください。飲み物ならば菊花茶が良く、中国茶でなくカモミールでももちろん同等の効果が期待できます。

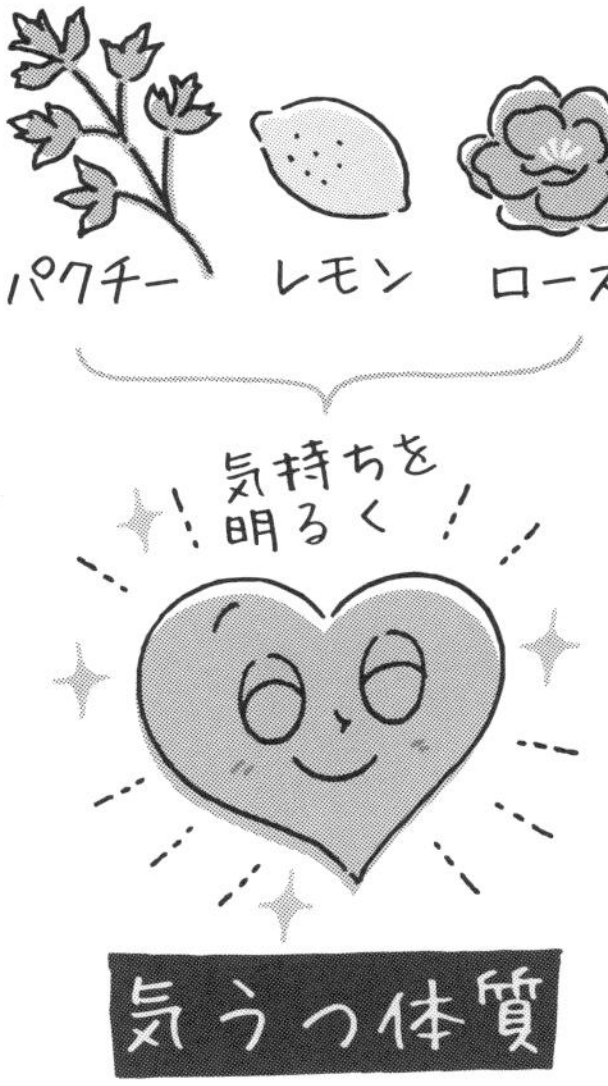
パクチー
レモン
ローズ
気持ちを
明るく
気うつ体質

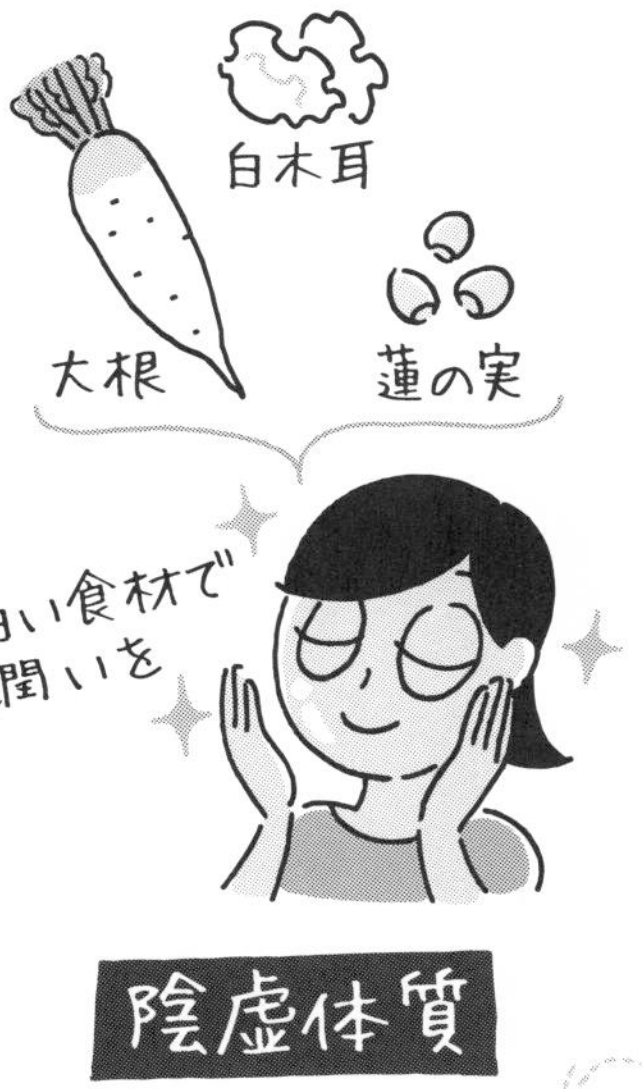
白木耳
大根
蓮の実
白い食材で
潤いを
陰虚体質

気持ちを上げるハーブを取り入れよう！

次は❻気うつ体質です。

片頭痛があり緊張感がとれず、身体がかたくなっている気うつ体質には、滞った気を流し、気持ちを明るい方向に向かわせることが重要な養生法となります。

主に肝の機能低下が原因となるので、鬱積した肝の気を流すローズ、ジャスミン、ミントなど香りの強いお茶が良く、陳皮《ちんぴ》やレモンもおすすめです。野菜も香りの強いパクチーなどのハーブ類を摂るようにし、サラダだけでなく餃子

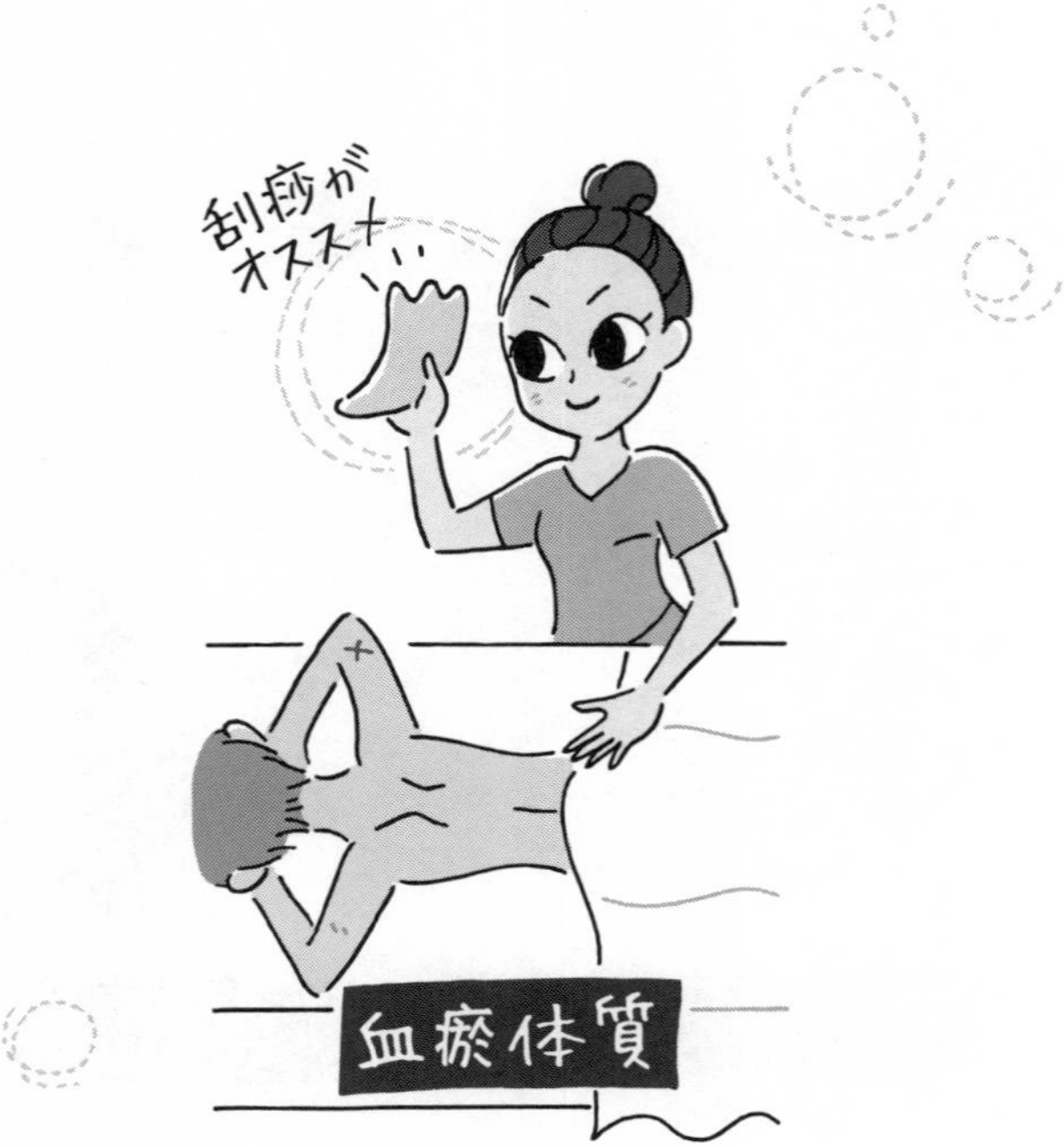

にシソを入れるなど、普段の料理にひと工夫して取り入れてみてください。早寝早起きをして、朝日を浴びて太陽から陽気をいただくことも大きな助けになります。

❼血瘀《けつお》体質は前章でもお伝えしましたが、女性のクライアントさんに多く見られるタイプです。

　肝の機能不全だけでなく腎と心の不調も起きていて、血の流れが悪くなっている状態です。気圧の変化に敏感、血行が悪く顔色がどす黒い、シミやそばかすが目立つ、生理痛があり経血に血の塊がある、精神状態が不安定などの症状があります。

施術であれば滞った瘀血《おけつ》を流し排出する刮痧《かっさ》が特におすすめで、食材では黒木耳、黒豆、黒糖、茄子、みかんなど、活血作用のあるものを日頃から摂るように心がけてください。他にも酢の物、レモン水なども良いです。23時前には必ず寝るようにして、睡眠時間を十分にとるようにしましょう。

清熱作用のある食材を

次は、男性にも多い❽痰湿《たんしつ》体質です。

肥満体型でお腹が出ていて、むくみがひどく太りやすい、セルライトがつきやすい体質です。胸が苦しいなど肺にまつわる症状もあり、甘い物や脂っこい食べ物を好む傾向があります。

体内に余分な水分が溜まっているので、排出を促すはと麦と小豆のお粥が特におすすめです。他にも冬瓜、ゴーヤ、玉ねぎ、長ネギ、生姜、長芋、海藻などもむくみをとってくれます。
❾湿熱《しつねつ》体質はニキビや吹き出物ができやすく、炎症が起きやすいタイプです。
痰湿体質の余分な水分に、過剰な熱も加わってしまっている状態なので、水分と共に清熱

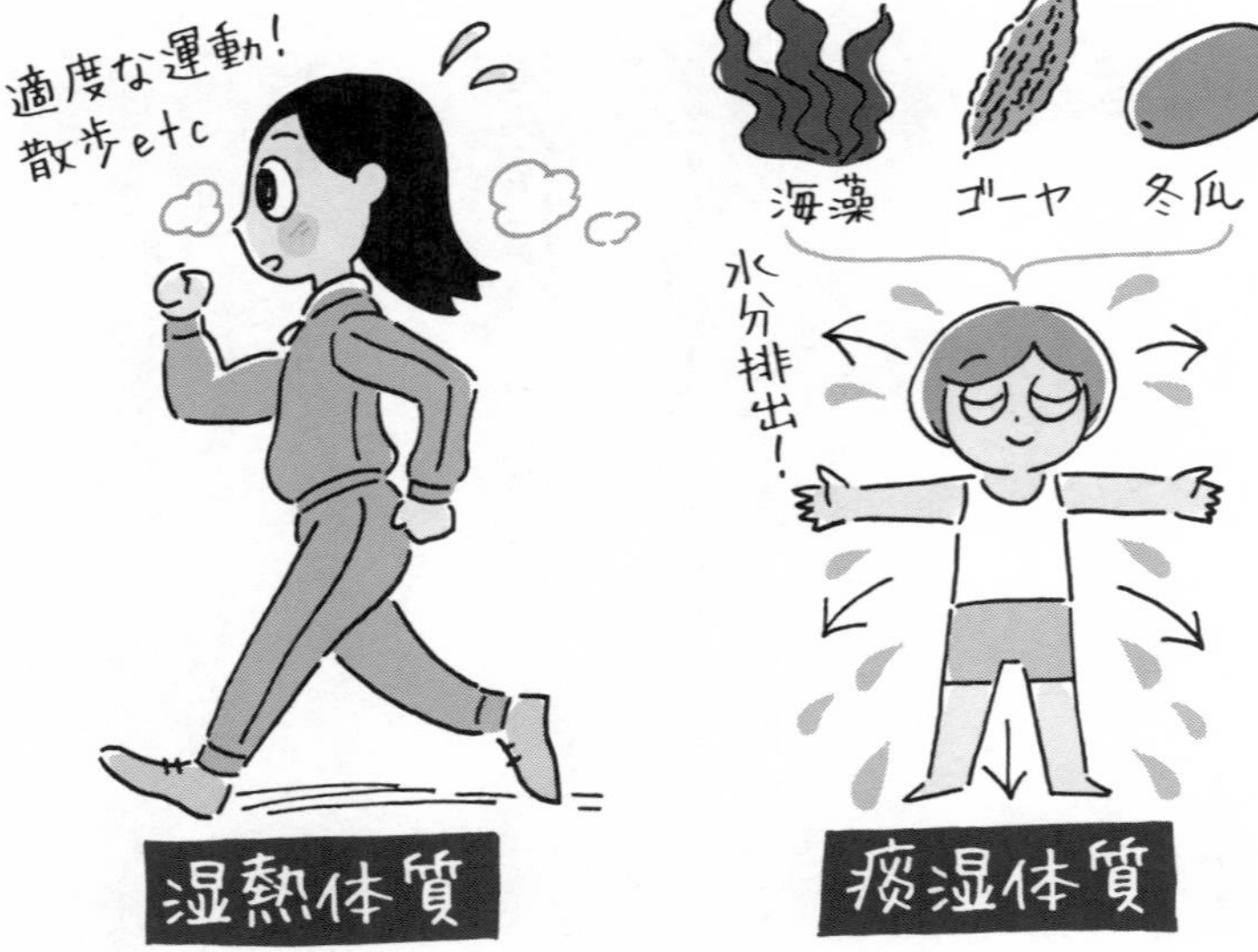
適度な運動！
散歩etc
湿熱体質
海藻
ゴーヤ
冬瓜
水分排出！
痰湿体質

作用のあるセロリや白菜、大根、蓮根、緑豆などの食材も取り入れましょう。飲み物であれば緑茶がおすすめで、その中にカモミールを足すとさらに効果的です。お肉なら豚肉が良く、身体を温める羊肉や鶏肉は控え目に。

湿熱、痰湿体質共に適度な運動を行い気血津液を巡らせること、夜更かしは禁物で、睡眠時間を十分にとるようにしましょう。

最後は⑩、アレルギー体質である特異体質です。

これは個々人により養生法が異なりますが、基本的に心と腎、脾

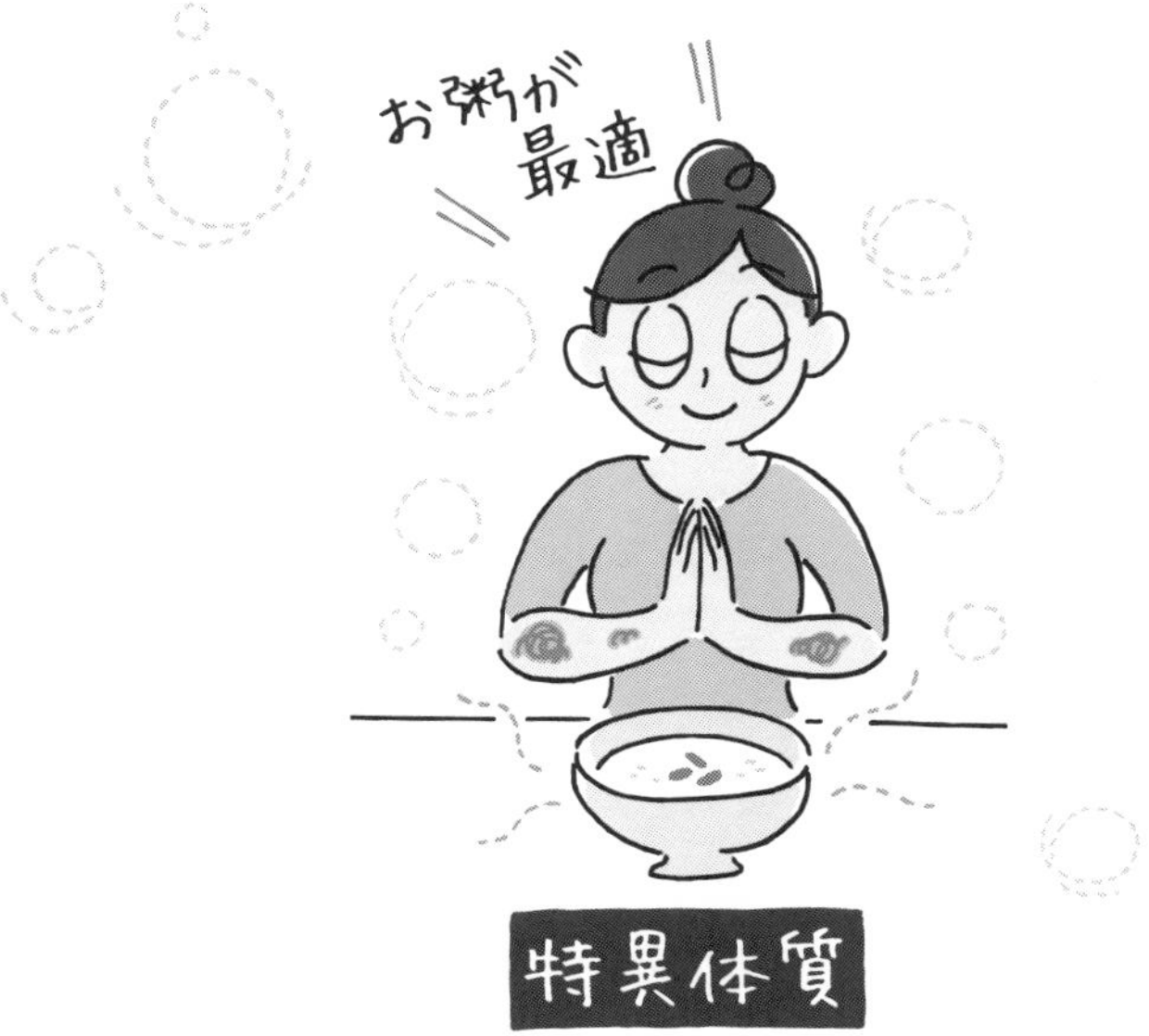

胃が弱い体質なので、安定を心がけましょう。
ハチミツ、松の実、胡桃、落花生、クコ、ナツメなどが心や脾を安定させてくれる食材です。この体質の方には消化吸収の良いお粥がとてもおすすめなので、さまざまなお粥を作って食べてみてください。便秘が起きている時には、大根と長芋のお粥が効くはずです。

食べることが養生につながる

いかがでしたか？
人は食べ物から栄養をもらって

のです。生きています。薬がなかった時代、食材はまさに薬でした。食べることは、今も昔も養生な

最近はさらに健康への意識が世界的に増しているようで、私が行っている薬膳講座への問い合わせも増えています。

ぜひ、いつものセラピーにプラスして食による養生を取り入れてみてください。きっと相乗効果が実感できるはずです。

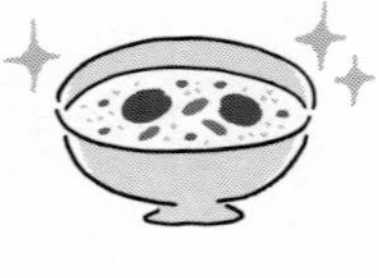

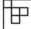

第10章まとめ

●「10 種類の体質」それぞれの養生法

❶「平和体質」はこれまで通りよく眠り、四季の変化を楽しみ、腹八分目の食事を心がけていけば OK！
❷「気虚体質」はとにかく休養が一番。夜更かし、過労、汗を大量にかくスポーツを避け、質の良い睡眠をとること。
❸「陽虚体質」は脾と腎の機能低下が原因なので、腎の気を補い身体を温める作用のある杜仲茶や黒豆茶がおすすめ。日光浴も良い。
❹「血虚体質」は日頃から血を補う作用のある鶏肉、牛肉、レバー、黒木耳、ほうれん草、トマトなどの食材を使った料理を食べるようにしよう。
❺血虚体質が進行した「陰虚体質」は、補血だけでなく身体を潤すことも大事。百合根、蓮の実、大根、冬瓜、蓮根、白木耳、豆腐などの滋陰清熱作用のある食材を。
❻「気うつ体質」は滞った気を流し、気持ちを明るい方向に向かわせることが重要な養生法となる。
❼「血瘀体質」は瘀血を流し排出する施術を。食材では黒木耳、黒豆、黒糖など、活血作用のあるものを摂るように。
❽「痰湿体質」は体内に余分な水分が溜まっているので、排出を促しむくみをとってくれる食事を心がけよう。
❾「湿熱体質」、「痰湿体質」共に適度な運動で気血津液を巡らせよう。夜更かしは禁物で、睡眠時間を十分にとること。
❿「特異体質」には消化吸収の良いお粥がとてもおすすめ！

Column

心・身体・精神をつくる薬膳

日々の暮らしの中に中医学を活かしたいと思った時、誰でもまず取り入れやすいのは食養生だと思います。食事は毎日のことですし、まさに食べる薬。心と身体、精神をつくってくれます。私もクライアントさんには施術だけでなく、食事のアドバイスをすることもあるし、「四季薬膳・発酵食ソムリエ講座」や「養生薬膳粥・発酵常備菜」という講座も行っています。

薬膳料理の「薬」は生薬、「膳」は料理のことを指します。中医学では、身体を冷やさないことが基本。なのでレシピはスープを主としており、春なら免疫力を増進し筋肉や関節の緊張を緩めてくれる「芍《しゃく》薬《やく》甘《かん》草《ぞう》スープ」、夏は補血作用がある「四物《しもつとう》スープ」、秋には乾燥を防ぐ「党《とう》参《じん》麦《ばく》門《もん》冬《とう》スープ」、冬はとにかく身体を温めてくれる「当《とう》帰《き》生《しょう》姜《きょ》羊肉《ようにく》スープ」などを教えています。各レシピにはもちろん五行の緑・赤・黄・白・黒のエッセンスも含まれていて、作ることでどうしてこの色なのかも納得できると思います。

「薬膳粥」は相性の良い生薬と穀物・食材を一緒に炊く特別なお粥で、生薬と穀物が持つ作用が同時に身体に働きかけ大きな相乗効果が得られるものです。

薬膳を学ぶことで五行の概念はもちろん、中医学の学びは格段に深まります。作って食べて健康になりましょう！

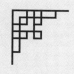

第11章

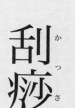

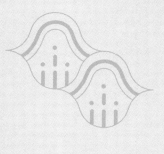

刮《か》痧《つさ》のすごい力！

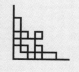

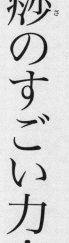

2022年『隔月刊セラピスト』2月号掲載

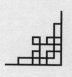

食文化を楽しむ！日本の食の魅力

私は新しい季節がやってくると、その年の抱負を必ず掲げます。目標を立てると気持ちも上向きになりますよね。志を持つことの大切さを実感します。

思い起こせば、1997年に内モンゴルから留学生として北海道を訪れ、約30年近く経ちます。

前章では食養生についてお伝えしましたが、私は食べることも料理をすることも大好き。日本に来て食に関して驚いたことは、魚介

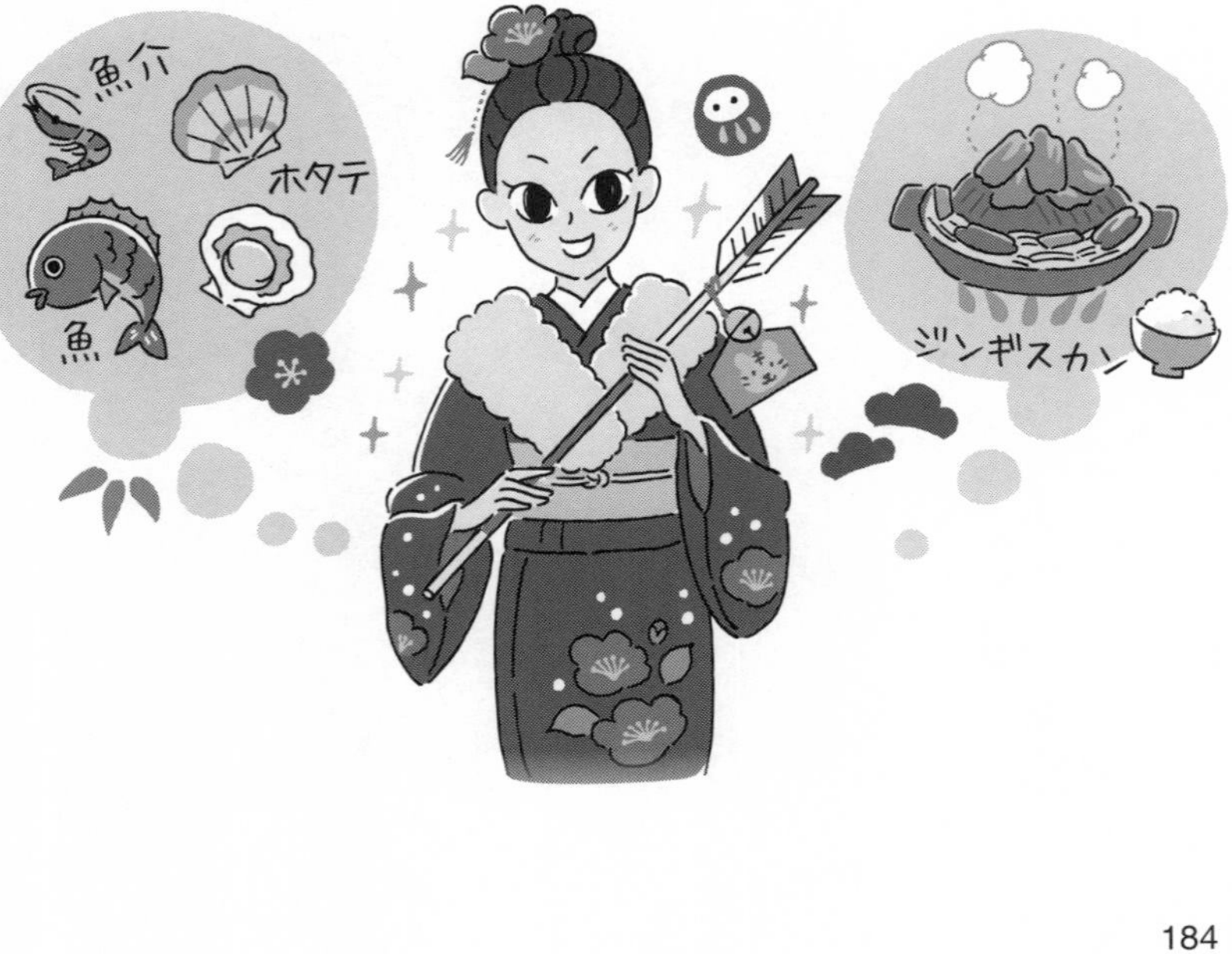

類の美味しさでした。その鮮度の良さには未だに感動してしまいます。

また、北海道では内モンゴル料理でも馴染み深い羊肉を、ジンギスカンとして楽しむことができます。お肉ももちろん美味しいですが、ジンギスカンのタレの味付けが絶妙！　内モンゴルにはない味付けで、私は大好きです。逆に、さきイカや薫製などの乾き物や珍味は未だに苦手で、香りが独特だなぁと感じます。

これからも、日本各地でいろいろな食文化を楽しみたいです。知らない文化を知り、受け入れていくことは心の栄養にもなるし、自分の器を広げてくれるように感じています。みなさんの心の栄養はなんですか？

留学生時代を救ってくれた刮痧

さて、本章は、私がセラピストとして活動するようになってから、特に力を入れて提供し続けている〝刮痧療法〟についてお伝えしていきたいと思います。

刮痧との出合い

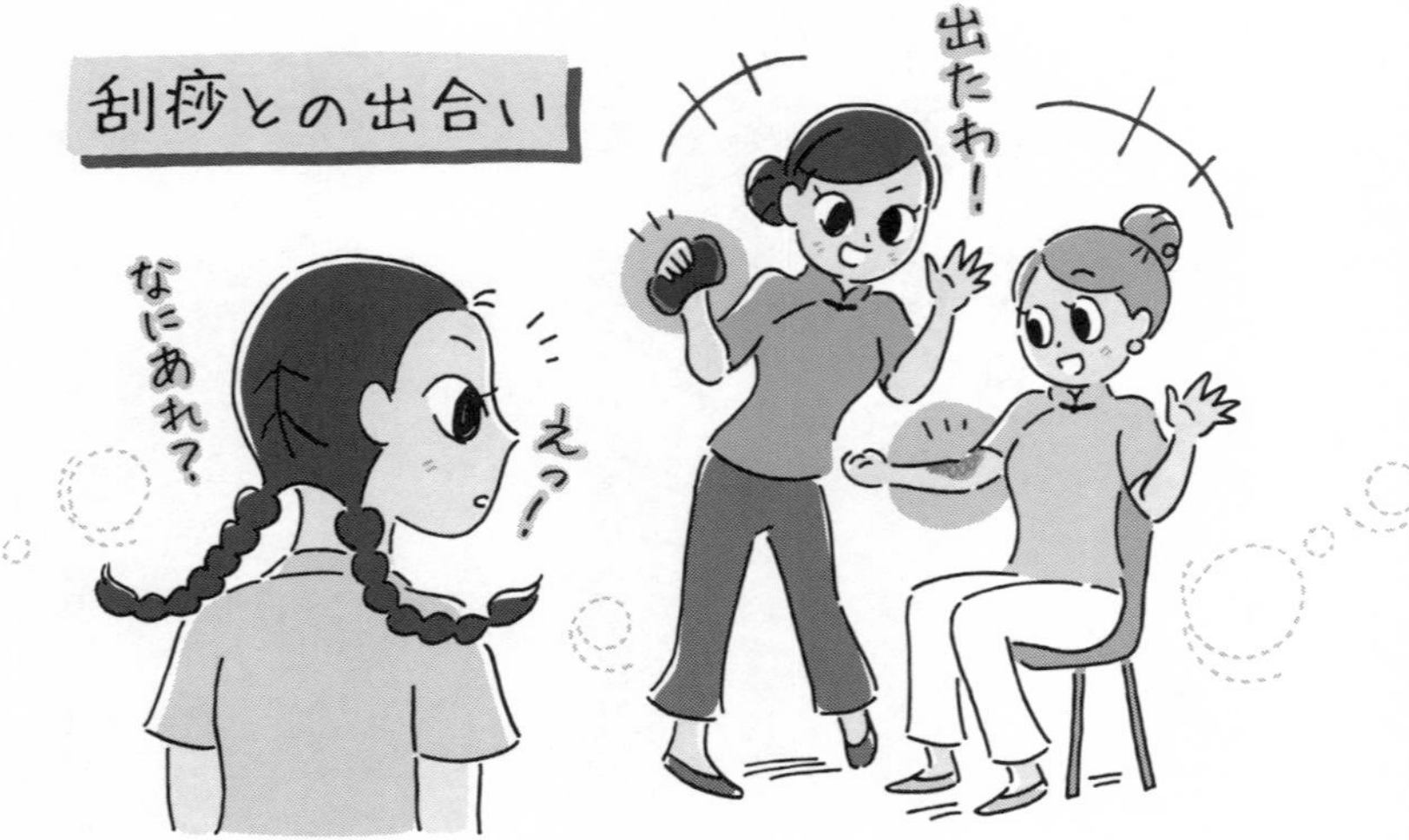

私が初めて刮痧療法に出合ったのは、30年以上前の中学時代のある日でした。

健康セミナーに参加し帰宅した母親と友人が、家に入るなり黒いヘラを取り出し、お互いの身体をこすり始めたのです。すると、みるみる身体中に赤い斑点が出始め、母と友人は「すごい、痧《しゃ》が出た！」と大喜び。

後であれは何だったのか母親に聞くと、「あれは刮痧療法で、黒いヘラは刮痧板《かっさばん》だよ。痛いところを擦ると、痛みが取れるのよ」と教えてくれました。

早速私も恐る恐る自分の身体を擦ってみましたが、赤い斑点は出てきません。まだ年齢が若く身体につらい箇所もなかったため、出なかったのです。


その後、再び刮痧療法を体験したのは留学生時代。

勉強とアルバイトに追われ、私は毎日ヘトヘトでした。そんな時、一緒に留学していた弟が「いいものがあるよ」と、母に内緒で持ってきたという刮痧板と指導書を貸してくれました。擦ってみると以前は出なかった斑点がどんどん出てきて、特に身体の疲れや痛みがひどい部位はもはや赤ではなく、黒色で浮かび上がってきたのです。

驚きましたが、不思議なことに擦った後は身体が温かくなり、痛みが消え、スッキリ楽になりました。それから、刮痧板は私の生活になくてはならないものになりました。


卒業後、札幌で中国式サロンを始めることになり、中国にある中国中医研究院中医学校で中医学と刮痧療法をしっかりと学びました。この時、中医学の奥深さとおもしろさに感動し「刮痧を生涯の仕事にしたい!」と決意。

以降、これまでにお年寄りから子どもまで数えきれない程のクライアントさんと、生徒さんに刮痧療法の施術や技術を提供してきました。

私のスクールの名称は「雲瑶刮痧中医学院」ですし、2009年には『全息経絡刮痧療法《ぜんそくけいらくかっさりょうほう》』(柏鱠舎《はくろ》)という刮痧の書籍も出版しています。私がどれほど刮痧を愛しているか、お分かりいただけると思います。

二千年の歴史を持つ伝統医術

ではまず、刮痧療法の歴史から簡単に紹介しましょう。

刮痧療法は中国伝統医術のひとつで、約二千年前に書かれたという中医学最古の医学書『黄帝内経』にもその前身である砭石《へんせき》療法などが出てきます。石を用いるこの砭石療法などが変化し、現在の形になっていったと言われています。

1368年まで続いた元《げん》の時代には、食事の際に使うレンゲや通貨を使い、水や油を塗布して背中を擦る手法で行われていた記述が残っています。さらに1912年まで続いた清時代には、さまざまな症例や道具などが一冊の本としてまとめられるくらい、中国各地で盛んに行われていたようです。そして時は流れて2000年代に入ると、みなさんご存知のように中国だけでなく日本でも美容を目的としたブームが起こり、さまざまなタイプの刮痧板が発売されるまでになりました。

お伝えしてきた通り、中医学では内側から不調にアプローチしていく方法を〝内治法〟、外側から働きかける方法を〝外治法〟と言います。漢方薬などが内治法で、刮痧療法や鍼灸は外治法にあたります。

刮痧の施術は、刮痧板と潤滑剤を使用します。身体に潤滑剤を塗布し、刮痧板を使って全身の経絡や経穴（ツボ）を刺激して気血の流れを整え、老廃物を排出し、人が本来持っている自然治癒力を高めていく療法です。

中国語で〝刮〟は擦るという動作を、〝痧〟は皮膚を擦った後に皮膚表面に現れる皮下出血のような赤や黒の斑点、毒素を含んだ不要な血のことを指します。

こんな人は"痧"がたくさん出ます！

- 頭痛
- 首、肩凝り
- クマ
- くすみ
- シミ
- そばかす
- 顔色がどす黒い
- 目の充血
- 生理痛
- 生理不順
- 子宮筋腫
- 身体の痛み
- イライラ、情緒不安定etc…

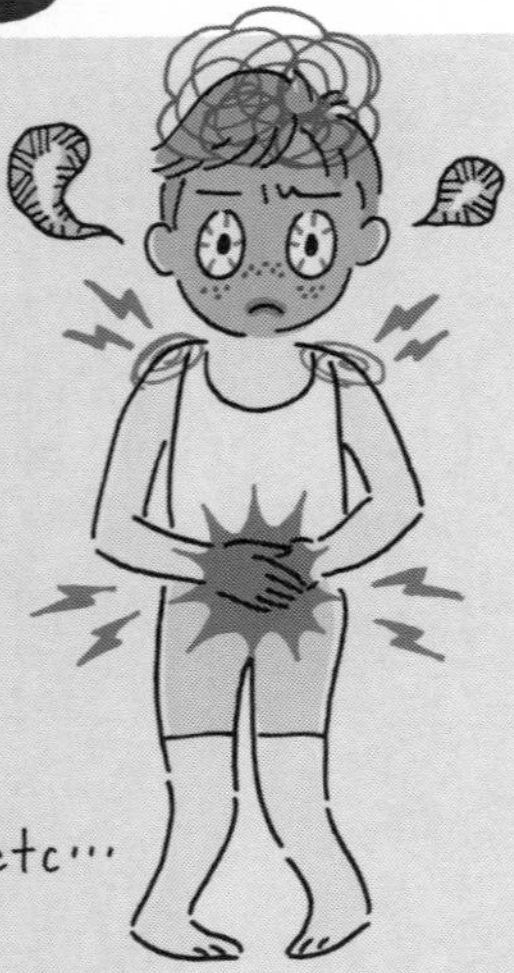

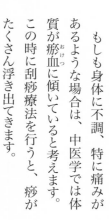

もしも身体に不調、特に痛みがあるような場合は、中医学では体質が瘀血《おけつ》に傾いていると考えます。この時に刮痧療法を行うと、痧がたくさん浮き出てきます。

瘀血については何度も紹介してきましたが、血の流れが悪くなってしまっている状態で、頭痛、肩凝り、クマ、くすみ、シミ、そばかす、顔色のどす黒さ、目の充血、生理痛、生理不順、子宮筋腫などの症状としてあらわれるのが特徴です。

中医学では、血は身体を作るた

めの原料になると考えられていて、血液だけでなく皮膚や髪の毛、爪、筋肉、骨、臓器、ホルモン、特に精神状態など身体のすべてに関わっているとされています。

食事の不摂生、睡眠不足、冷え、運動不足、ストレスなどが瘀血の要因で、女性にとても多くみられます。女性は毎月生理で血を失うので、食事や睡眠で新たな血を作り出せないと血が不足する〝血虚《けっきょ》〟になり、それがさらに進行すると流れが悪くなる瘀血の状態になります。

ですから、刮痧療法で溜まった毒素を排出し、血の流れをよくしてあげることが、非常に大きな助けになるのです。

15kg体重が減り薬も手放した！

いくつか、クライアントさんの症例を紹介していきましょう。

抗うつ剤と睡眠導入剤が手放せなかった40代の女性。薬の副作用で体重も増加。

頭部と腹部も含めた全身の刮痧療法の施術後、ぐっすり眠ることができたそうで、月1～2回のペースを5年以上継続してくださっています。現在は15kg体重が減り、肌ツヤも良くなり、薬をやめ、とても元気に生活されています。

更年期の症状の他に、長年に渡り片頭痛を患っていた女性は、特に頭部の施術を気に入り「頭がスッキリする！」と毎回喜んでくださいます。

また、札幌のサロン、東京のサロン共に不妊に悩む女性も多く来店してくださいますが、施術を行うと「なぜか気持ちが楽になった」とおっしゃる方が多く、通われるうちに妊娠される方もたくさんいます。他にも、脳梗塞を抱える年配の男性もいらしてくれています。病気が完治するということはないのですが、もう18年も通ってくださり、健康を維持されています。

挙げたらきりがないほど、これまでにたくさんの方の笑顔を見てきました。施術の前後で表情が変わり、元気に帰宅される後ろ姿を見送ることは、セラピストとして何よりの喜びです。同時に刮痧療法のすごい力も実感します。

刮痧療法は目に見えるデトックスであり、身体の大掃除をしてくれます。身体に溜め込んだ老廃物が排出されることで新陳代謝や免疫力が上がるので、病の元も追い出してくれると私は実感しています。定期的に行うことで、まさに未病解消を実現してくれるのです。

二千年の間に、どれほどの人が刮痧療法に関わり、この叡智をつないでくれたのかと思うと、畏敬の念と感謝が湧いてきます。私も後世につないでいけるよう、精進していきたいと思う日々です。

❖道具ひとつにも解熱や鎮静の意味がある

では最後に、施術の方法と使う道具についてお伝えしますね。

クライアントさんやコースに合わせて細かい部分はもちろん違ってきますが、全身コースの場合、まずは足湯をしていただきながら、座った姿勢で頭部の刮痧療法を行います。

頭頂から下に向けて流し、サイドも行います。これだけで顔色が明るく変わる方も多くい

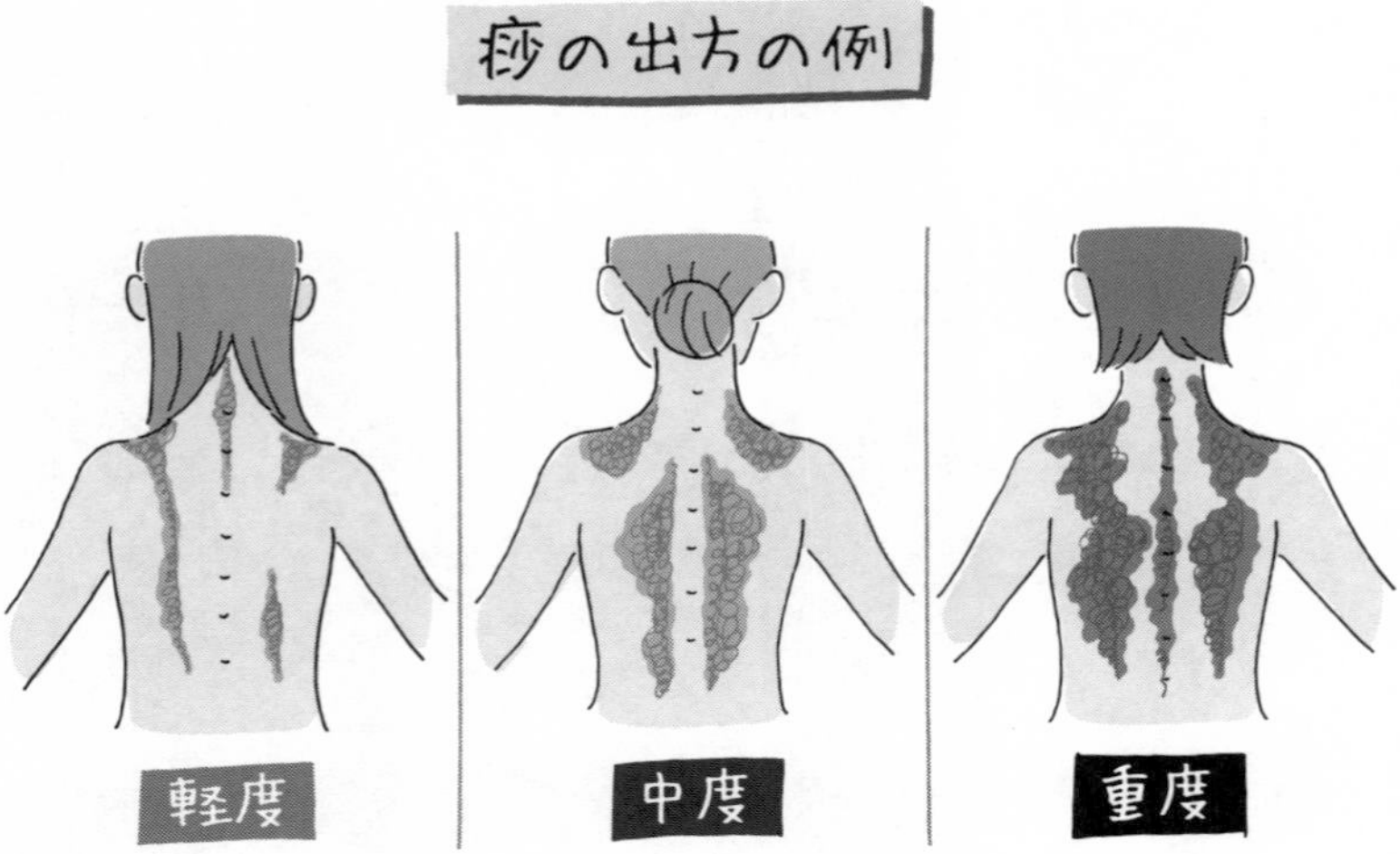

ます。
その後はうつ伏せになっていただき、オリジナルの漢方精油を塗布し、手技で全身をほぐします。
そして背中にはすべての臓器の経穴（ツボ）が揃っている「膀胱経《ぼうこうけい》」や自律神経を調整する「督脈《とくみゃく》」があるので、経絡上に沿ってじっくり集中して刮痧を行います。背中は特に時間をかけ、滞りをしっかりと流していきます。
そして必要な方には腹部や胸、腕と脚の刮痧も行います。

特に瘀血がひどい方は赤ではなく黒い色の痧がたくさん出てきま

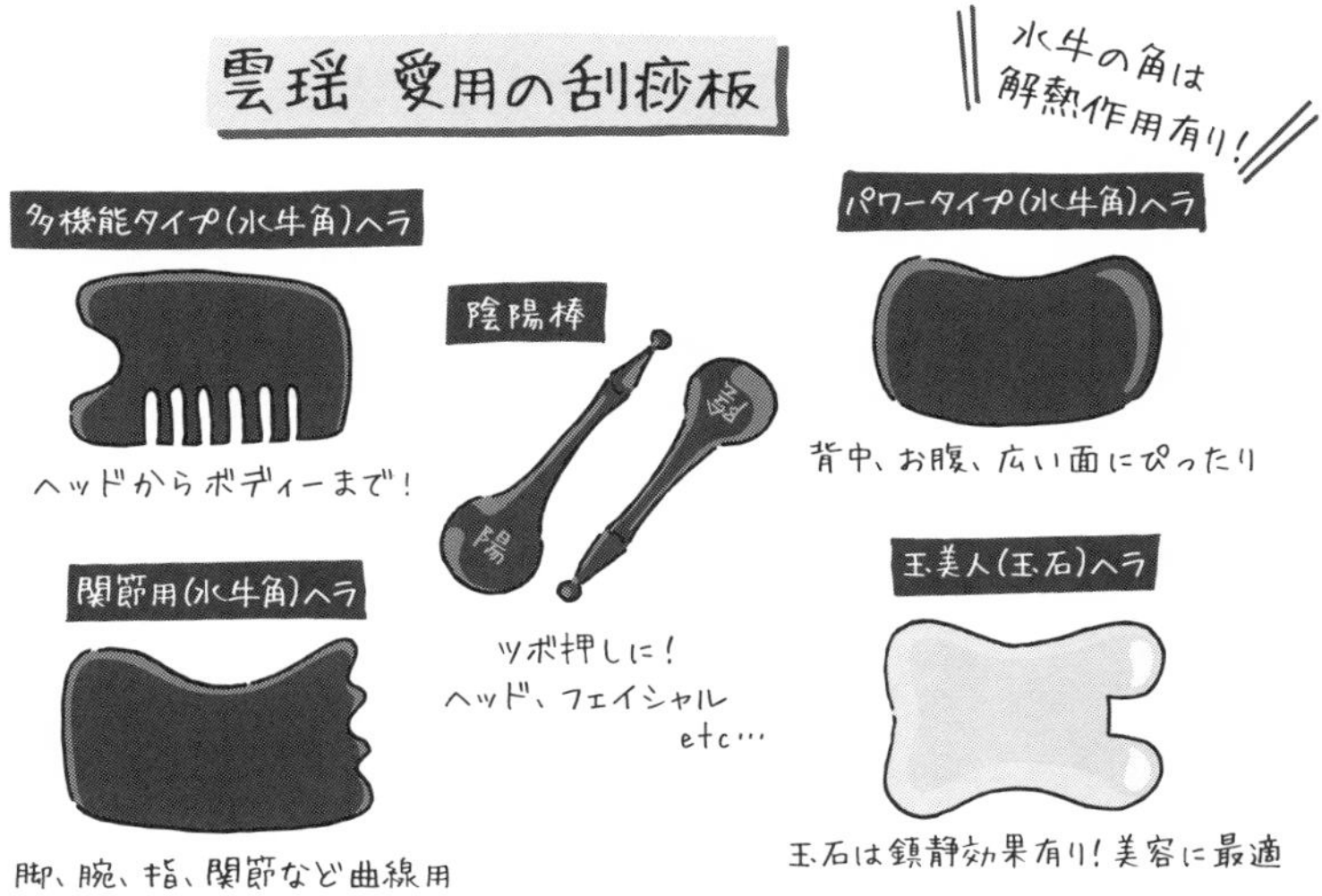

すが、何回か施術を行ううちに赤色に変わり、そしてそのうち擦っても色が浮かび上がらなくなっていきます。また、痧は徐々に消えていくので、安心するようお伝えします。

道具に関しては、私が使用している刮痧板は水牛の角を加工したものです。

水牛の角自体が漢方薬として使われており、解熱作用があるためです。また、頭部、身体、関節と、自分の経験を踏まえ、効果が出やすいように形を変えてあります。

顔用には鎮静作用のある玉石を使用。素材は何でも良いというわけではなく、なぜその素材を使用しているのか、その意図を考えて購入し、使うことをおすすめします。

まだ試したことが無い方は、ぜひ刮痧療法を体験してみてください。

二千年の歴史を、自身の身体と心で実感してください！

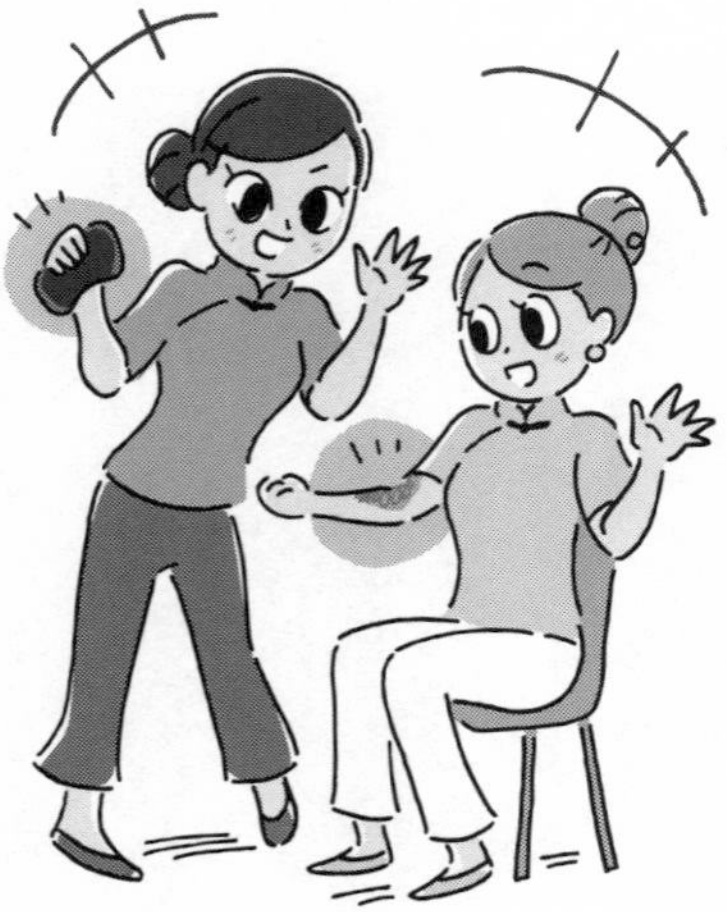

第11章まとめ

● 刮痧療法は中国伝統医術のひとつ。約二千年前に書かれた中医学最古の医学書『黄帝内経』にもその前身である砭《へん》石《せき》療法などが書かれている。石を用いる砭石療法などが変化し、現在の形になっていったと言われている。

● 中医学では内側から不調にアプローチしていく方法を「内治法」、外側から働きかける方法を「外治法」と呼ぶ。漢方薬などが内治法で、刮痧療法や鍼灸は外治法にあたる。

● 刮痧の施術は、刮痧板と潤滑剤を使用する。身体に潤滑剤を塗布し、刮痧板を使って全身の経絡や経穴（ツボ）を刺激して気血の流れを整え、老廃物を排出し、人が本来持っている自然治癒力を高めていく療法。

● 中国語で「刮」は擦るという動作を、「痧」は皮膚を擦った後に皮膚表面に現れる皮下出血のような赤や黒の斑点、毒素を含んだ不要な血のことを指す。

● もしも身体に不調、特に痛みがあるような場合は、中医学では体質が瘀血に傾いていると考えられる。この時に刮痧療法を行うと、痧がたくさん浮き出てくる。

Column

頭部刮痧でスッキリ！

私はとにかく刮痧が大好き！ 2009 年には『全息経絡刮痧療法』（柏艪舎） という書籍も出版しているほどです。 もう 20 年以上、刮痧療法を教えており、 プロコースでは頭部、 座位上半身、 うつ伏せ、仰向け、胸、脚、腕、お腹、すべての部位の実技を行います。

美容のための顔への刮痧には鎮静作用のある玉石ヘラや、 細かなツボ押しに最適な陰陽棒を使用し、顔にある内臓反射区を刺激していきます。日本でも顔への刮痧は大流行しましたよね。フェイスラインをすっきり整え、顔の凝りをほぐしてくれるので、施術前後では目に見えて刮痧の力を実感できると思います。

今は、パソコンやスマホを見ない日はないという人が多い時代。目の酷使から頭重感や頭痛に悩むクライアントさんは爆発的に増えています。なので、頭部刮痧を学ぶ 1DAY 講座も人気があります。もしも家で行うなら先が太くギザギザしている硬めのクシを使って(本当は薬効効果がある水牛のヘラで行ってもらいたいですが)、前髪の生え際から頭頂部を通り、後頭部、頭の付け根へクシを通してください。 これを1セットとして、真ん中、左側頭部、左耳回り、右側頭部、右耳周りという順に行ってください。これだけでも頭部のスッキリ感を実感できると思います。

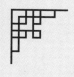

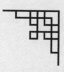

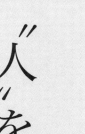

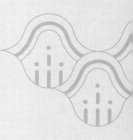

第12章

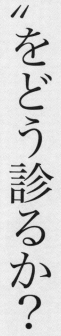

〝人〟をどう診るか？

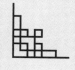

2022年『隔月刊セラピスト』4月号掲載

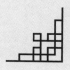

これからさらに必要とされる中医学

これまでに中医学の基礎を順を追ってお伝えしてきましたが、本章が最終章となります。

最後までしっかり、熱い雲瑶節をお届けしていきますよ！

さて、以前に比べてさまざまなメディアやSNS等で〝中医学〟や〝薬膳〟という言葉を頻繁に聞いたり、見たりするようになったと感じています。

私が日本でサロンを始めた頃よりもさらに、中医学に注目が集まっ

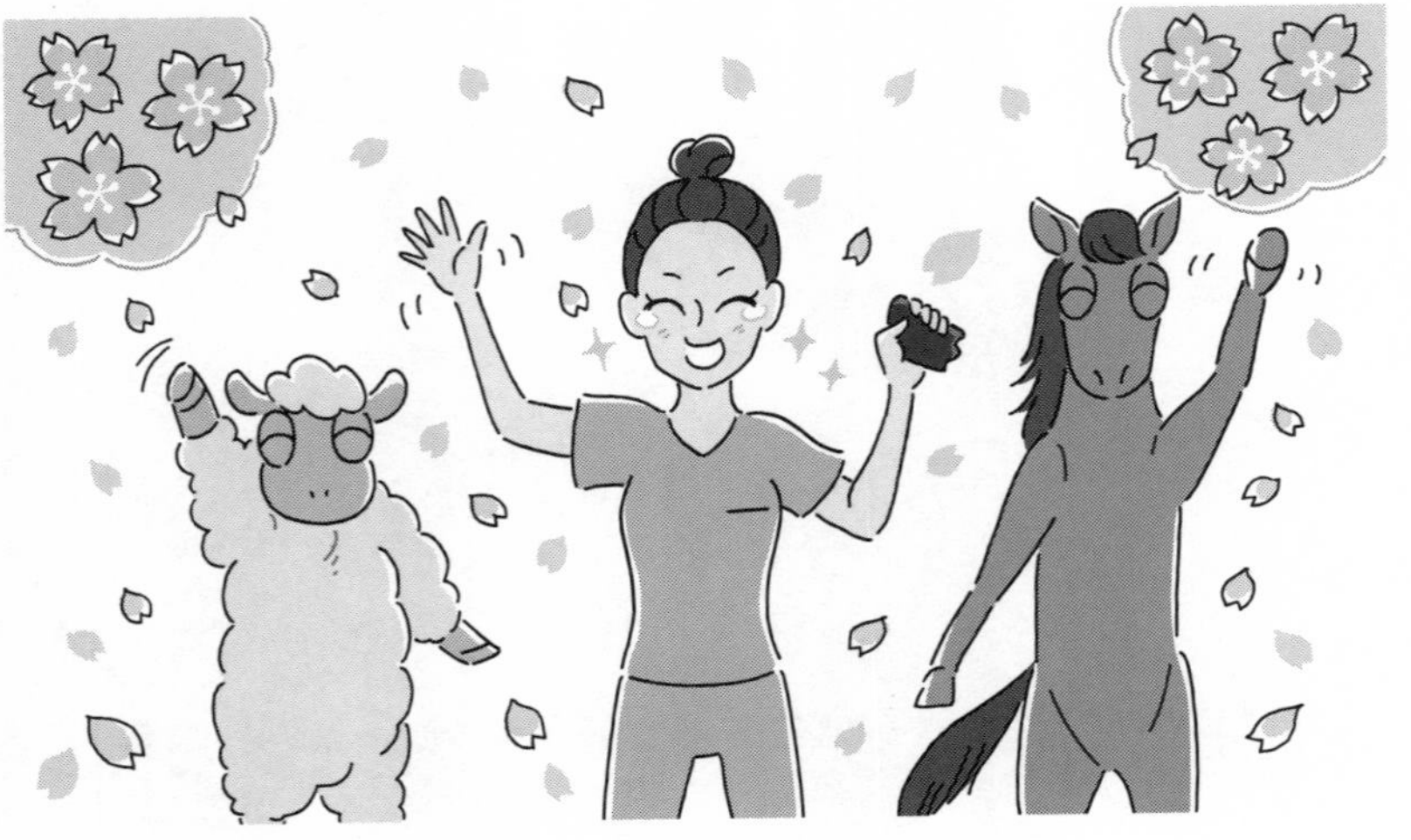

ていると思います。セラピストさんだけでなく、一般の方たちにも漢方や薬膳料理、養生といった概念が広がっていますが、これは一体どうしてなのでしょうか？

新型コロナウィルスの影響で〝免疫力〟に注目が集まったこともとても大きいと思いますが、中医学が持つ2千年の叡智、中医学だけでなくさまざまな自然療法が持つ可能性が、今まさに必要とされている時代になったのだと私は思うのです。これからさらに、その傾向は高まるかもしれませんね。

第12章ではこのこととも関わりがあり、中医学の根幹でもある〝人をどう診るか、人をどう捉えるか〟といったことをお伝えしていきたいと思います。

人を診て人を理解する医学

さてみなさん、これまでに何度もお伝えしてきましたが、現代医学と中医学の違いはどんなところでしょうか？

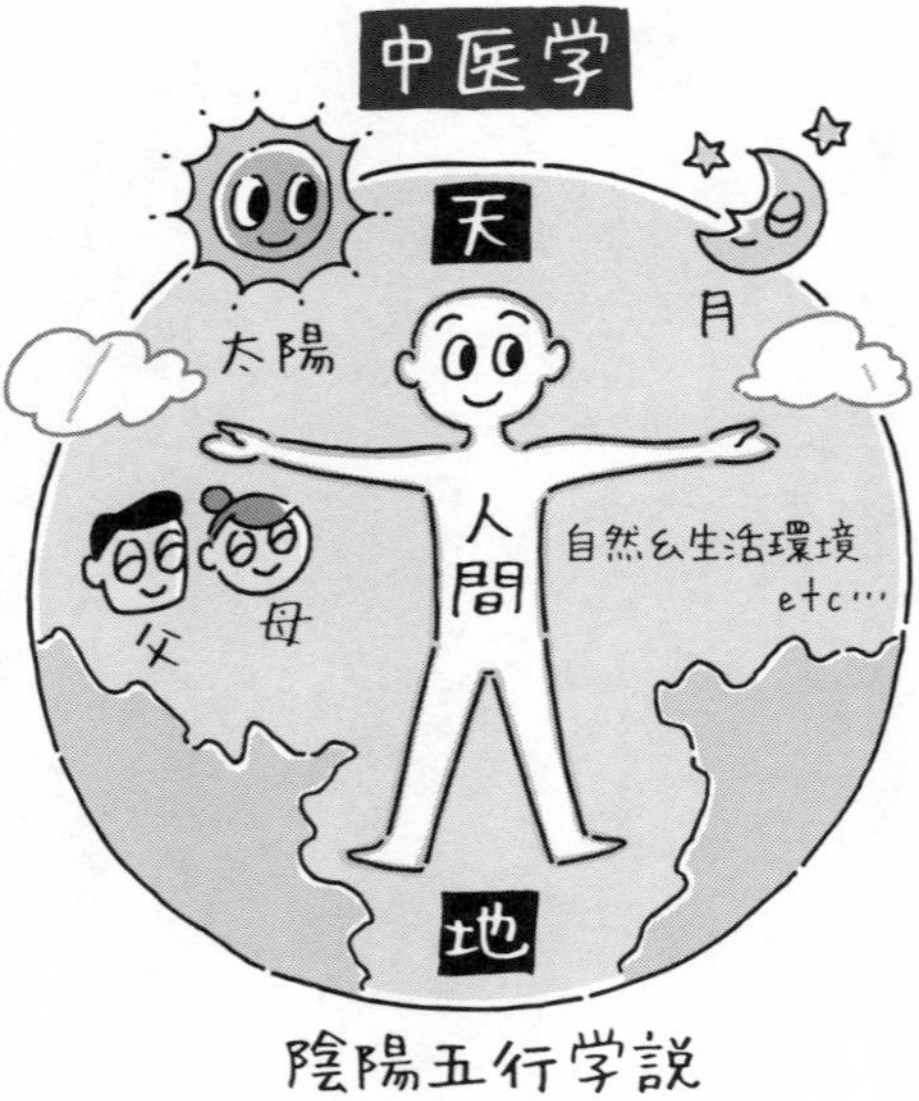
中医学
天
太陽
月
人間
自然&生活環境
etc…
父
母
地
陰陽五行学説

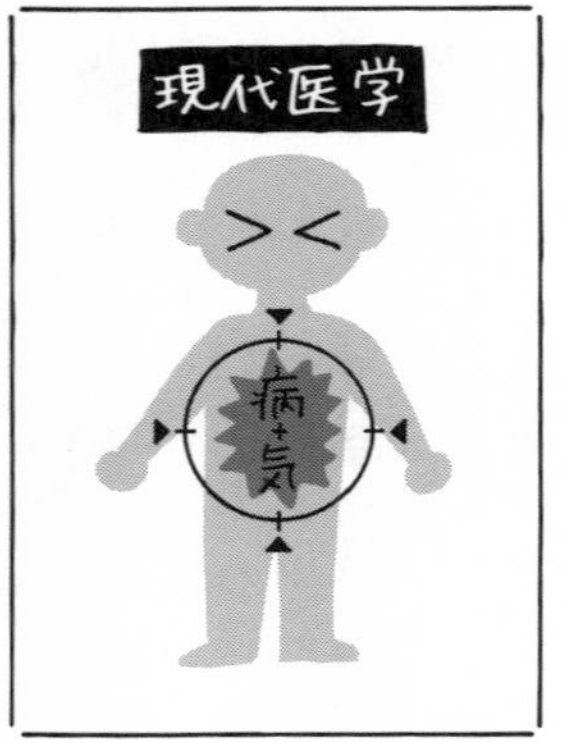

現代医学は日々進化し続けており、臓器移植やiPS細胞など素晴らしい成果を出しています。

現代医学の土台は〝解剖学〟であり、研究対象は〝病気〟です。なので病名が判明しない限り、治療へと進まないことも起こりえます。原因不明の体調不良で病院を訪れたものの「異常なし」と診断され、その後も体調不良に悩まされ続けた経験がある方も少なくないかもしれませんね。

一方、中医学の土台はこれまで本書で学んできた〝陰陽五行学説《いんようごぎょうがくせつ》〟であり、研究対象は〝人〟です。

ここが現代医学と中医学の大きな違いであり、今、中医学が必要とされている理由だと感じています。

中医学は〝病気〟という小さな視点ではなく、〝人〟という大きな視点で〝人のすべてを解く医学〟だとされています。

ですから、天（宇宙）と地（地球）と人の関連性、太陽（陽）や月（陰）、春夏秋冬といった四季、地域性、家系から受け継いできたものなど〝陰陽五行学説〟が、診断を行う際の基礎中の基礎となります。自然環境、遺伝、生活様式が体質や性格、病気の形成に大きな影響を与えていくことなどをしっかりと理解した上で、クライアントさんに向き合うのです。

現代医学ももちろんとても有用ですが、〝病気〟だけを診るのではなく〝人〟を診て、人を理解していく医学、そして病気を予防していく〝未病〟の精神が、今、求められているのかもしれませんね。

そしてその土台となる中医学は2千年前から既に在るものなので、これまでに何度も何度もお伝えしてきましたが、継承してきてくれた先人たちに感謝と畏敬の念を抱かずにはいられません。

エネルギー過剰な実証　不足している虚証

では、中医学ではどのように人を診ていくのでしょうか？

これまでに紹介してきた通り、さまざまな方法があります。本書だけでは伝えることが難しいほどたくさんの要素がありましたが、最後にまとめとして、大まかな流れや簡単なポイントをお伝えしていきます。

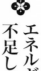

まず、先ほどもお話ししましたが〝病気〟だけを診るのではなく、目の前のクライアントさんを診ること、そのような〝意識〟を持つことが大切な大前提となります。よ〜く観察することが重要になるので、日常生活からさまざまな対象を観察して、観察眼を鍛えておくとよいでしょう。

そして始めに、クライアントさんが健康か不健康かを判断していきます。判断するためには〝健康〟とはどういう状態であるかを知っておく必要がありますね。中肉中背で骨格と筋

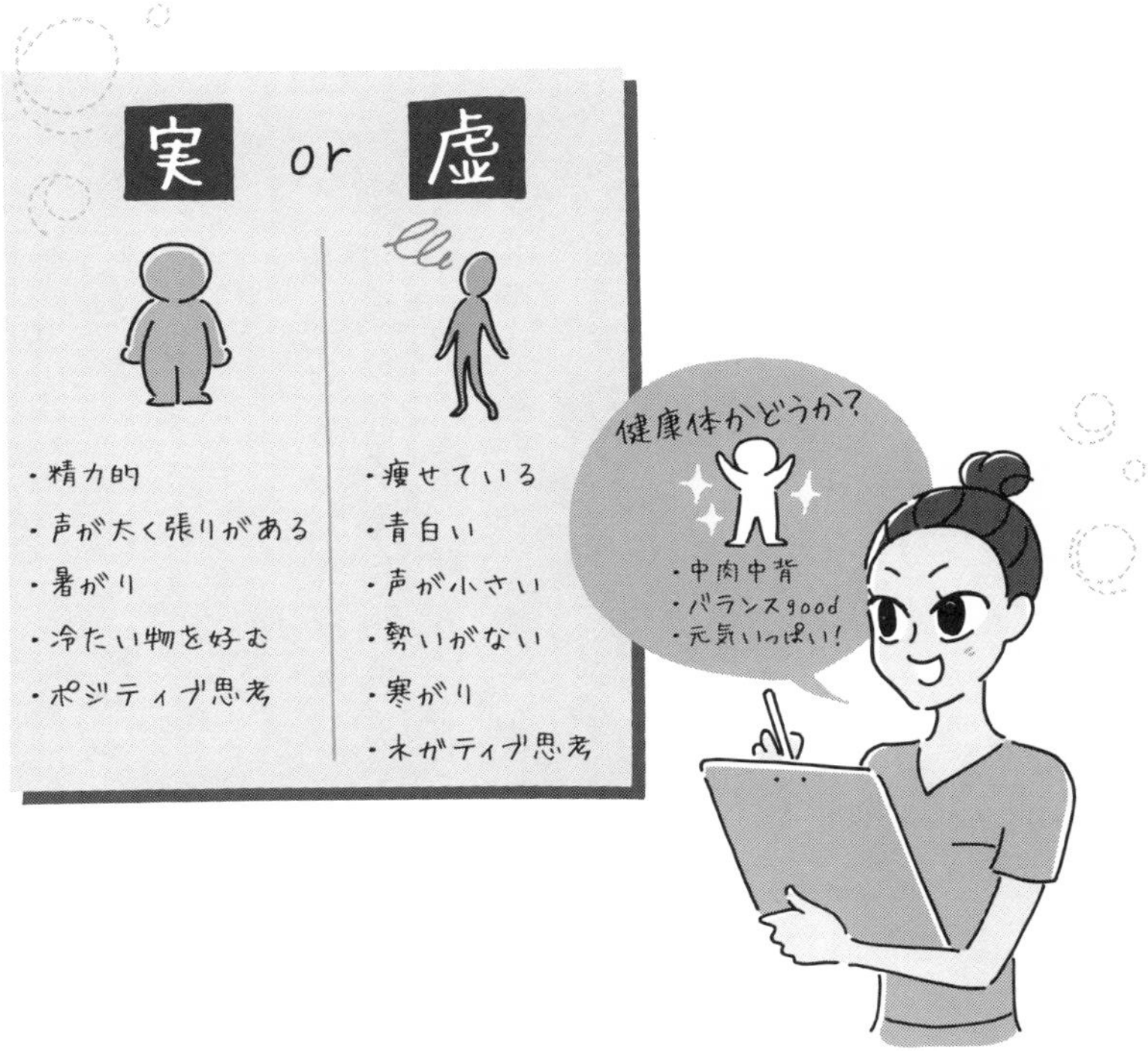
実 or 虚
・精力的
・声が太く張りがある
・暑がり
・冷たい物を好む
・ポジティブ思考
・痩せている
・青白い
・声が小さい
・勢いがない
・寒がり
・ネガティブ思考
健康体かどうか？
・中肉中背
・バランスgood
・元気いっぱい！

肉の発育が良好、姿勢と身体のバランスが良く、血色も良く皮膚が艶やかで、目に力があり元気であることが伝わってくること。これが健康な人の特徴です。

さらに、〝実証《じっしょう》〟か〝虚証《きょしょう》〟かを診ていきます。この〝実〟と〝虚〟に関しても随分前にお伝えしているのですが、覚えていますか？

実証傾向の方は顔色が良く精力的、声が太くて張りがあり、食欲も旺盛で脂っこいものを好む傾向があります。性格も明るく、積極的でプラス思考の場合が多いですが、暑がりで冷たい飲み物を好むなど、過食や食事のバランスの乱れがみられます。体内で過剰になったエネルギーが老廃物となり、心身が充満し過ぎている状態でもあり、若者や中年には実証が多くみられます。

一方、虚証傾向の方は顔色が青白く痩せていて、声が小さく勢いがない印象があります。消化器系が弱っているため食欲不振で吸収が悪く、性格は消極的でマイナス思考になりがち。とにかく疲れやすく、寒がりで温かい物を好みます。心身にエネルギーが少ない状態で、お年寄りや出産後の女性、大病後、慢性病がある場合も虚証が多くなります。

この〝実〟か〝虚〟かはとても大切な指針になります。中医学が注目される一方、〝実〟か〝虚〟かも見極めることができていない状態で、「流行しているから」と、曖昧に施術を行ってしまっている方も少なくないように思います。エネルギーが枯渇している状態の虚証の方に対して、実証の方と同じ要領で刮痧療法やカッピング（吸い玉）療法を行ってしまうと、逆に悪化させてしまうこともあります。

〝実〟であれば心身から余計なものを出してあげ、〝虚〟であれば心身に必要なものを足して

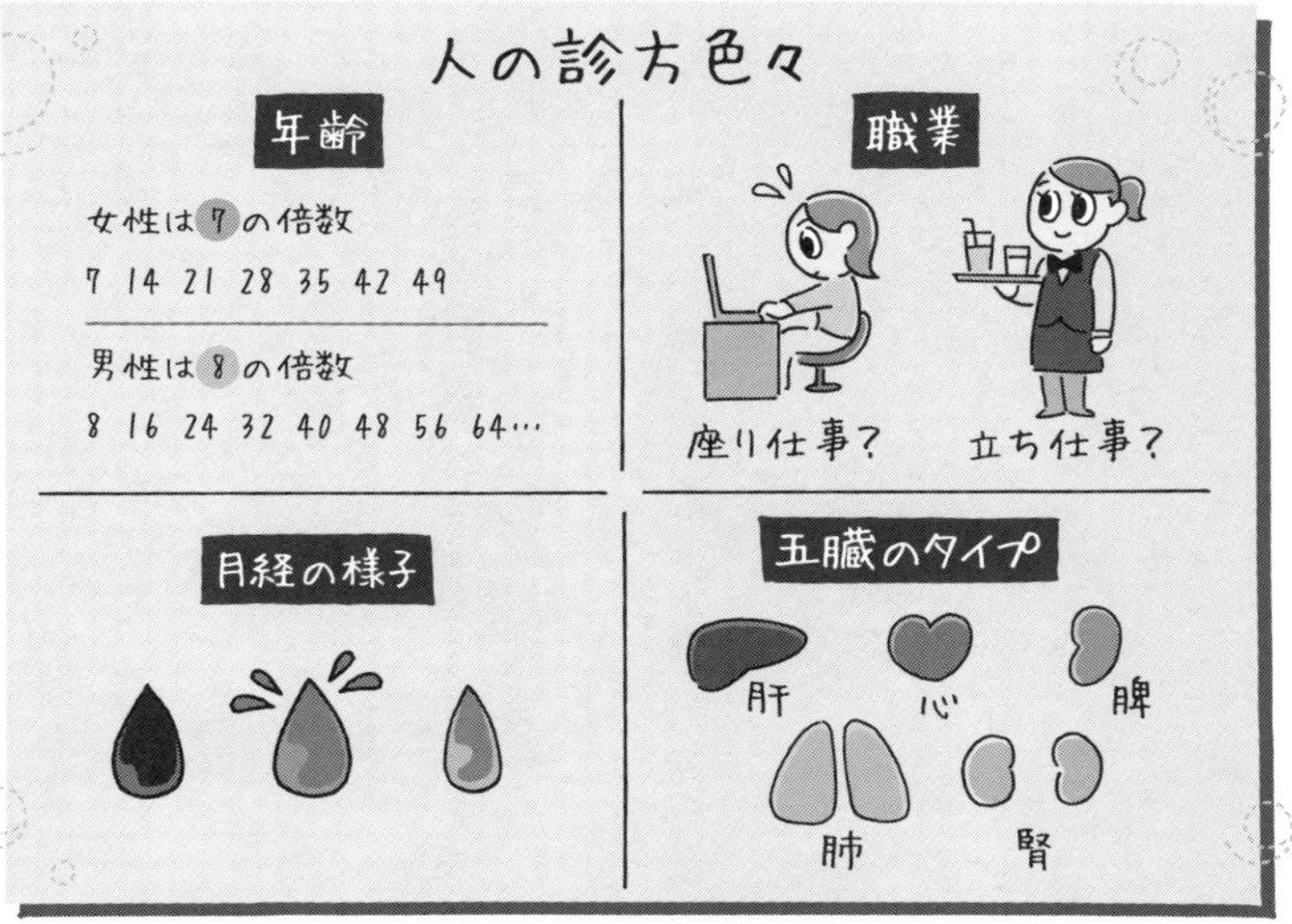

あげること。

これは中医学ではなく、多くのセラピーに応用できる考え方だと思います。やはり、目の前の人がどのような状態であるかをしっかりと診ることが、何よりも大切になりますね。

食事、便通、月経…生活習慣からの判断

この他にも、女性は7の倍数、男性は8の倍数が身体の変化期とされているので年齢からの判断、座り仕事なのか立ち仕事なのかといった職業別の判断も入れていき

ます。そして、喫煙、飲酒、飲み物や食べ物の好み、辛い、酸っぱいなど好きな味、水分量、便通の回数、睡眠時間や月経の調子も聞いていきます。

月経に関しては色が薄く量が少ないと血虚《けっきょ》、色が赤く量が多いと気虚《ききょ》、色が黒く塊が出やすいと瘀血《おけつ》の可能性があると見立てます。

血虚は貧血や不妊症、気虚は不正出血や黄体機能不全、瘀血は子宮筋腫や卵巣膿腫などに注意が必要です。また周期が39日以上であればホルモンの乱れからの血虚、24日より短かければ卵巣機能低下からの気虚、周期の乱れや月経前困難症があれば気滞であることなども考えられます。月経ひとつとっても、このようにさまざまなことがみえてきます。

そして、今最も辛い症状、いつからその症状が出てきたか、現在治療を受けているか、服用薬や家族の病歴なども聞いていきます。

問診の際は、クライアントさんに共感する姿勢や心がとても大事ですよね。知識の押しつけや決めつけでは何も解決しません。問診でクライアントさんに信頼していただき、症状を詳細にお話ししてもらえるように、セラピスト側が心を磨き続けていく必要があります。

✤肝・心・脾・肺・腎
五臓を診る

さらに問診をした後は、五臓の判断もしていきます。

イライラして片頭痛、肩凝り、目の充血、多夢、目眩や耳鳴りなどがあるならば「肝タイプ」。

不安が強い、不眠、ヒステリーを起こしやすい、落ち込みやすい、無気力などの症状がみられるなら「心タイプ」。

過食もしくは食欲不振、頭や身体が重ダルい、唇が荒れる、下痢気味なら「脾タイプ」。

喉の痛み、発熱、皮膚の乾燥や炎症、息苦しい「肺タイプ」。

腰痛や膝の痛み、手足の冷え、白髪など髪のトラブル、眠気が強ければ「腎タイプ」。

このように、五臓の不調からも判断ができます。

この五臓の診断も〝実〟と〝虚〟で違いがあるので、よく観察して、クライアントさんの話を聴いてあげてくださいね。

そして、この判断から施術の内容や流れ、食事や生活習慣のアドバイスなどを組み立てていきます。

初心を思い出すことが悩みや迷いの指針になる

いかがでしたか？

いずれもこれまでにお伝えしてきた内容でしたが、それらをすべて動員して一人の人を診ていくのです。中医学を用いて療法を行う場合、重要なことは、このように人を観察する目、話をよく聴く耳、共感する心などです。

ご存知のように、私は内モンゴルから日本を訪れました。文化や言葉もまったく違う中で、自分自身の心と身体も大切にしながら、日本のクライアントさんたちと心と心で向き合ってきました。札幌のサロンにも東京のサロンにも、私と話すと元気になると言ってくださる方がたくさんいて、私もいつも元気と勇気をもらっています。

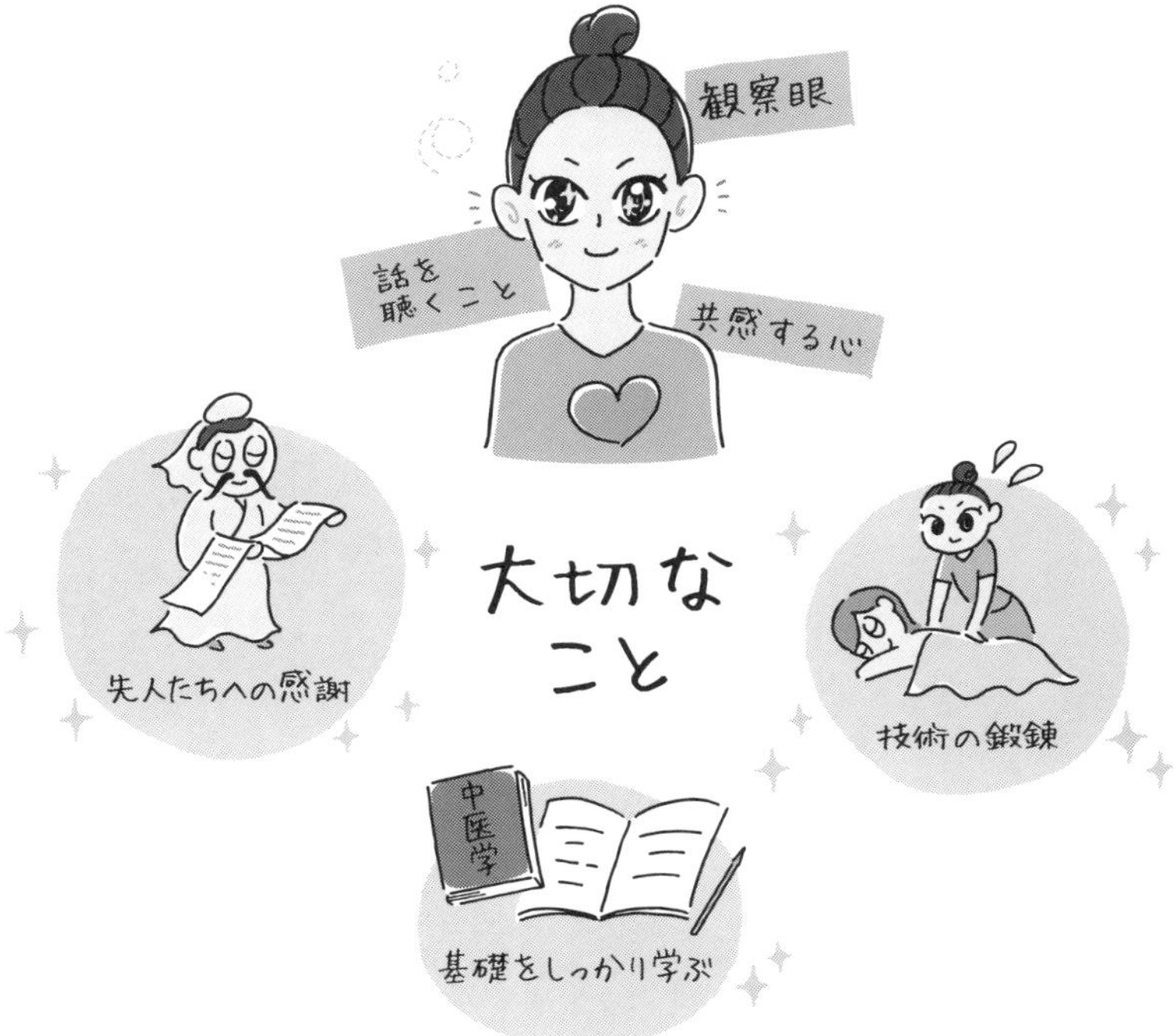
観察眼
話を
聴くこと
共感する心
大切な
こと
先人たちへの感謝
技術の鍛錬
中医学
基礎をしっかり学ぶ

誠心誠意、自分と他者と接すること。人を診るセラピストに、何よりも大切なものだと常に忘れないようにしています。

私の学院では、受講生の方たちに「なぜ、セラピストになりたいのか？」といった内容のレポートも提出していただいています。

私の場合、中医学を学んだ際に感じた感動、「中医学の慈愛や志をみなさんに伝えていきたい！」という想いが始まりでした。このような初心はセラピストを続けていく上で、折に触れて思い出していくとよいと思います。悩みや迷いの指針になってくれます。

そして心も大切ですが、療法の基礎、技術の鍛錬、先人が残してくれた叡智を尊び学び続ける姿勢も、絶対に忘れてはいけません。

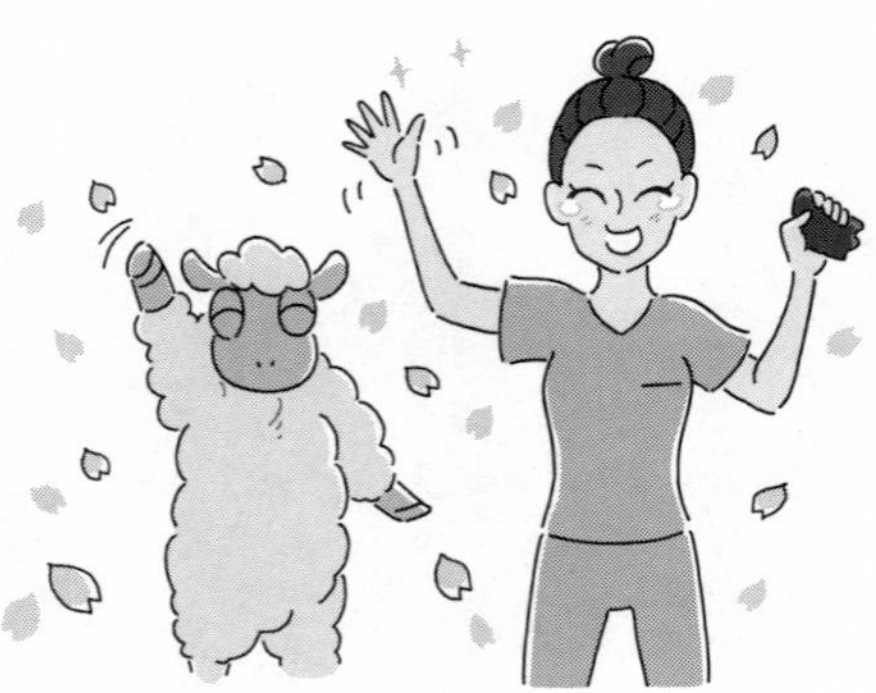

第12章まとめ

● 中医学は病気という小さな視点ではなく、人という大きな視点で「人のすべてを解く医学」とされている。

● 天（宇宙）と地（地球）と人の関連性、太陽（陽）や月（陰）、春夏秋冬といった四季、地域性、家系から受け継いできたものなど「陰陽五行学説」の考え方が診断を行う際の基礎中の基礎となる。自然環境、遺伝、生活様式が体質や性格、病気の形成に大きな影響を与えていくことなどを理解した上で、クライアントさんに向き合うこと。

● はじめに、クライアントさんが健康か不健康かを判断。さらに「実」か「虚」かを診る。「実」であれば心身から余計なものを出してあげ、「虚」であれば心身に必要なものを足してあげる。

● さらに年齢、職業、喫煙歴、飲酒量、飲み物や食べ物の好み、辛い、酸っぱいなど好きな味、水分量、便通の回数、睡眠時間や月経の調子を聞く。そして今最も辛い症状、いつからその症状が出てきたか、現在治療を受けているか、服用薬や家族の病歴なども聞いた上で、五臓の判断も行っていく。

● 人を観察する目、話をよく聴く耳、共感する心などが重要。
また、療法の基礎、技術の鍛錬、先人が残してくれた叡智を尊び学び続ける姿勢も、絶対に忘れてはいけない。

Column

やっぱり施術は楽しい！

私は北海道の札幌と東京の麻布にて漢方養生サロン『香医堂《こういどう》』を主宰しています。刮痧療法が大好きなので、全身や部位別の刮痧療法、美容刮痧などを行っていますが、その他にも様々な施術を組み合わせて提供しています。

「経絡リンパセラピー」は、漢方精油を用いたオールハンドの施術です。本書でもお伝えしましたが、全身を走る経絡「十四正経《じゅうよんせいけい》」を意識し、じっくりと揉みほぐしていきます。「心活アロマセラピー」は、希少な漢方チャクラオイルを贅沢に使い、７つのチャクラに働きかけるように行うゆっくりとしたソフトタッチの手技です。自律神経の調整と心の癒しにつながります。漢方精油を使って 30 分間お腹を揉む「腸活子宮セラピー」は、中医学で考えられているお腹に溜まりやすい４つの毒素、不要な気・水・便・血を体外に排出します。深部に到達する滞りがある方には、吸い玉療法「カッピング」も行っており、カッピングの道具まで開発してしまいました。

すべて中医学の叡智の賜物です。そして、講師業も経営もとても奥深いものですが、やっぱり施術は楽しいですね。時間を忘れて熱中してしまいます。手技の技術は経験を積めば積む程上達します。今の私の施術の腕をつくってくれたクライアントさんたちにも感謝です！

番外編

中医学
歴史上の大医達

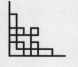

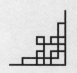

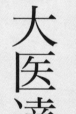

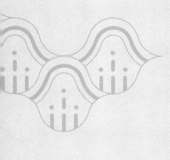

✿ 中医学を知ると陰陽バランスが整う

ここまで読んで、いかがでしたか？

全12章、中医学の基礎理論のほんの一部にはなりますが、広大さと奥深さは感じていただけたはずです。

陰陽、五行、経絡、経穴、気血津液、蔵象学説、虚と実、外因と内因、望診、10種類の体質、養生法、刮痧療法、人をどう診るか…。

今まで東洋医学や中医学の知識を何となく聞いたことがある、何となく知っている、という方は「そうだったのか！」と深い理解があったと思います。ぜひ、もっともっと深めていってみてください。中医学は二千年以上受け継がれている治療法、養生法です。そして、宇宙の真理を伝えている哲学でもあります。知れば知るほど、自分自身の陰陽バランスが整っていくのを感じるはずです。

✿中医学の蒼生大医《そうせいたいい》

さて、ここからは中医学の歴史上の名医達を紹介していきたいと思います。コラム上でも少し紹介した『黄帝内経』のこともっともっと詳しく紹介していきたいのですが、そうするとページがいくらあっても足りません…。名医もたくさんいるのですが、本書では特に知ってもらいたい3人を紹介しようと思います。

なぜ名医を紹介しようと思ったのかというと、その精神をみなさんにも知ってもらいたいと感じているからです。知ると、中医学は〝慈悲と愛の医学〟だと実感できます。

中医学では、優れた名医は蒼生大医《そうせいたいい》と呼ばれています。そして大医達の残した言葉の中に、「医は仁術、医者仁心」というものがあります。

〝仁〟には主に思いやりや慈しみという意味がありますが、大医達の〝誰かを助けたい〟という純粋な気持ち、そして気持ちに伴った行動が、実際に多くの人を救ってきました。そしてその精神は中医学の中に受け継がれています。

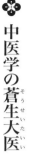

多くの伝説を残す炎帝神農《えんていしんのう》

ではさっそく、一人目の大医を紹介しましょう。

医薬の祖、神農《しんのう》です。

古くから神農には、「神農百草を試し、1日72回中毒される」という伝説があります。読んで字のごとし、百の薬草を試飲し、1日に72回も中毒状態になっていた、ということです。事実かは分かりませんが、すごいですよね。

神農は紀元前3245年頃に生まれ、紀元前3080年頃に亡くなったとされています。古代中国の伝承に登場する三皇五帝《さんこうごてい》の一人で、人々に医療と農耕の術を教えたと言われています。

三皇五帝とは、古代中国の神話伝説時代の八人の帝王のことです。三皇と五帝に分かれ、三皇は神、五帝は聖人としての性格を持つとされ、理想の君主とされました。

また、神農は炎帝とも呼ばれています。これは、神農が南方に位置していたからだという説があり、南方は夏の季節を司ることから、五行では火。火徳を以て王となったので炎帝とされていたのではないかと言われています。

さらに神農の身体は頭と四肢以外は透明で、内臓が外からハッキリ見えたそうです。草に毒があれば内臓が黒くなり、そこから毒が影響を与える部位を見極めました。

神農はその後、あまりに多くの毒草を服用したために、身体に毒

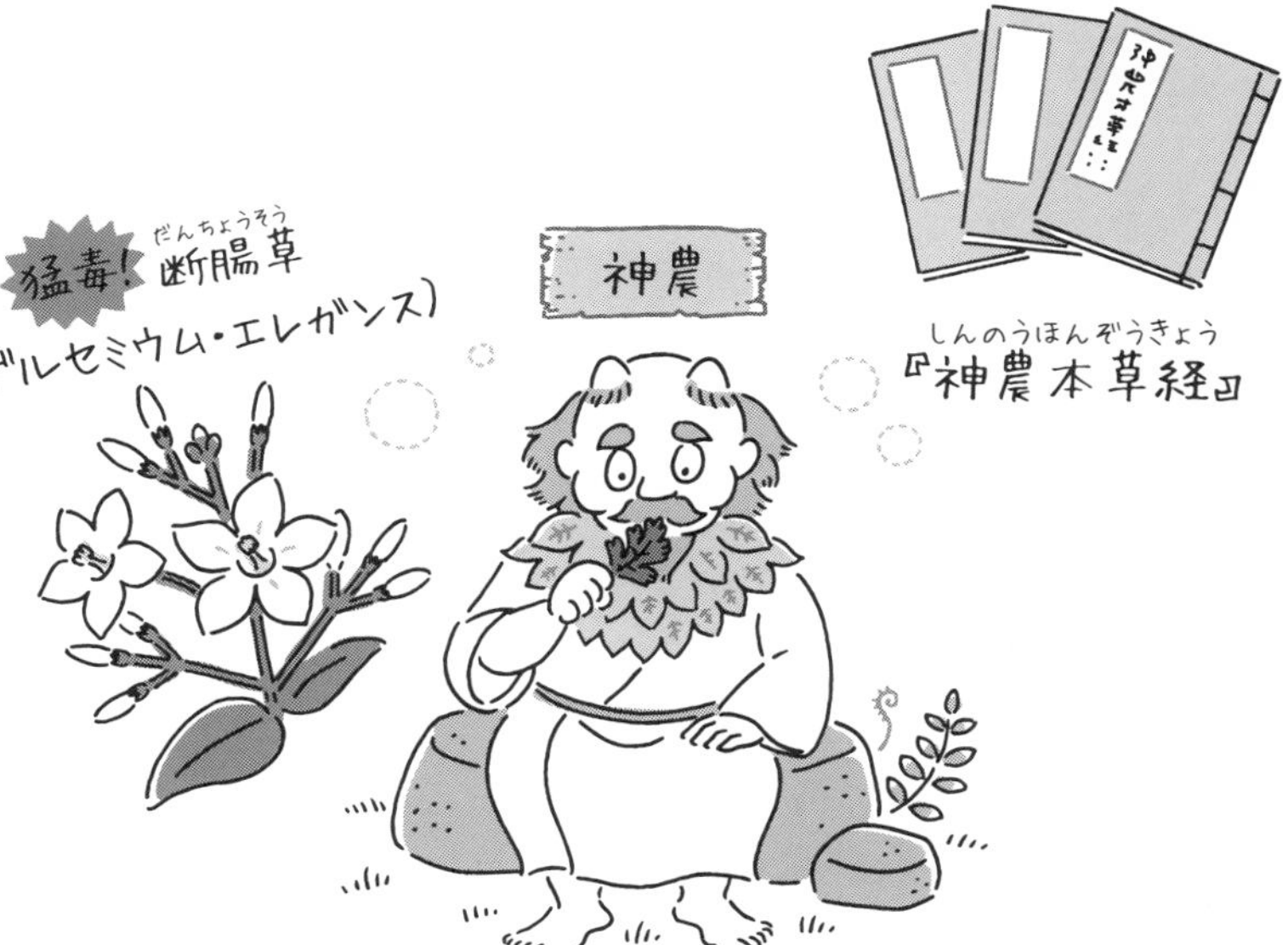
猛毒！ 断腸草《だんちょうそう》
（ゲルセミウム・エレガンス）
神農
『神農本草経《しんのうほんぞうきょう》』

素が溜まり過ぎて死んでしまいました。最終的には猛毒の「断腸草《だんちょうそう》」という草をなめて、腸がちぎれた…とも伝えられています。

そして後世の人々は神農の功績を讃え、後漢時代に編纂された中国三大経典の一つであり、薬用植物学の祖となる書物『神農本草経《しんのうほんぞうきょう》』に彼の名前を称えました。

神農は医学の祖とされているので、中医学を実践する医師や漢方薬事業者などに今でも広く信仰されています。中国では神農を祭る行事は大昔からあると言われ、唐の時代から国の祭日と定められ、国と民間で各種の祭事が盛んに行われてきました。祭日は各地によって異なりますが、一般的に6月6日の炎帝生誕祭、七夕の炎帝の忌日に大きな祭事が行われています。日本でも「神農祭」が行われていたり、香具師の守護神や本尊として崇拝されているそうです。

とてもとても古い時代の大医ですから、伝説的な部分が多く残されています。身をもって薬草を試してくれたおかげで、今、私たちが口にできる薬草がある。そう思うだけで、たくさんのことに感謝の気持ちが湧いてきますね。

✿中医学三大経典の一つ『傷寒雑病論《しょうかんざつびょうろん》』を編纂

二人目は、第1章にも登場した張仲景《ちょうちゅうけい》さんです。神農からかなり後の時代になりますが、150年～219年頃に活躍されたとされる、後漢末期の官僚で医師です。河南省出身とされており、みなさんご存知の漢方薬「葛根湯《かっこんとう》」の生みの親でもあります。

親孝行で知られていた張仲景さんは、知人等に推薦され官僚となりました。戦争や疫病が流行していた時代です。故郷の多くの人々も寒さや飢え、急性感染症で次々に死んでいきました。その光景を見た張仲景さんは「天寿をまっとうできないのは痛ましい」と悲しみ、官僚の座を退いて伝統的な古い医学を学びました。

そしてその医学の知識と自身の経験を元に、治療法や実践法を中心とした『傷寒雑病論《しょうかんざつびょうろん》』を編纂。第1章でも紹介した餃子の元となったスープだけでなく、「葛根湯」の生薬のレシピもこの中に出てきます。今でも使われている処方もとても多く残されており、当時から今まで、実に多くの人々の命を救ってきました。

『傷寒雑病論』の「傷寒」とは、急性の熱性の感染病を指します。近年の病で例えると、インフルエンザやSARS、今回の新型コロナウィルス等も「傷寒」のひとつであると言えます。書かれたのは約1800年も前ですが、当時から絶えず人類はウィルスと戦ってきた歴史があることが分かりますね。

「傷寒」は、寒さによって自身の免疫力である正気が弱まり、寒邪や風邪に負けてしまう病だと捉えられています。中医学では一般的に、「傷寒」になりはじめの頃は「葛根湯」が処方されることが多いです。どんな感染症でも、はじまりは寒気から始まることが多く、その寒気によって毛穴が閉じ、熱が体内に籠り発熱が生じるからです。

「葛根湯」は日本でもとても親しまれていますよね。風邪の他に、頭痛、肩凝り、蕁麻疹なんかにも広く使われています。生薬は葛根、麻黄、桂皮、生姜、甘草、芍薬、大棗の7種類。身体をあたため毛穴を開き、発汗を促進させ、体温を下げます。また、自らの自然治癒力を高めて、邪気に勝ち抜く手助けをしてくれます。

医聖＝張仲景

『傷寒雑病論』に記されている処方は、安価で手に入りやすい生薬ばかり。稀少で高価な生薬は一切使われていません。これは、貧しい人々のためです。

編纂されて以来、「簡単・便利・廉価・効果的」と評され、優れた医療技術、そしてその人格が賞賛され、張仲景さんは「医学の賢者」「医聖」とも呼ばれています。

張仲景さんの勤勉さ、柔軟な思考、強い意志と責任感は私の憧れです。また張仲景さんは、先人の

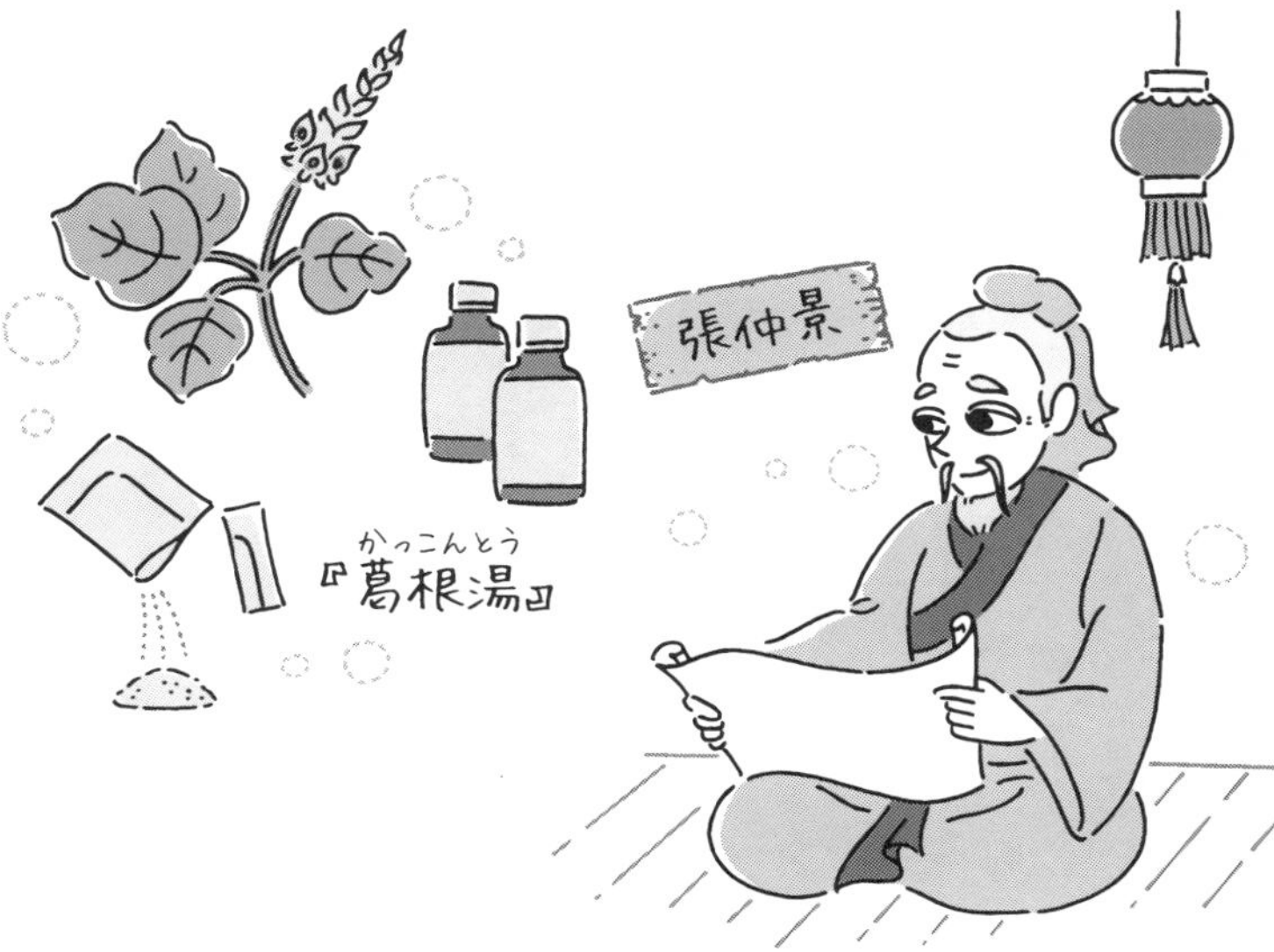

知識を尊重し、生涯学び続けることも提唱しました。

昔、医学を学ぶ制度は弟子制がほとんどだったそうです。処方箋があっても門外不出となることが多かった中で、張仲景さんは自分が生涯を通して学んだ臨床の知識のすべてを、惜しげもなく同業者や後世に伝えてくれています。また、文章も非常にシンプルで分かりやすいため、古代中国医学の発展だけでなく、現代の医学研究にも多大な貢献をし続けています。

素晴らしいですよね！まさに、〝医者仁心〟を生きた人物です。

❖滋陰潤肺《じいんじゅんぱい》の『百合鶏子湯《びゃくごうけいしとう》』

ここで、張仲景さんの処方をひとつ紹介しましょう。

心熱をとり、肺を潤してくれる〝滋陰潤肺〟のレシピ「百合鶏子湯《びゃくごうけいしとう》」です。神経症や不眠症、不安症に効果的で、慢性気管支炎や空咳、喉の乾燥などにも良いとされています。

材料の百合根はオニユリやヤマユリの球根で、植え付けてから収穫までに3年もかかります。加熱するとホクホクと甘く、ほろ苦い風味が特徴。涼しい気候を好み、日本の場合は北海道で多く栽培されているようです。根元の硬い部分を取り除き、花びらのような鱗片を一枚ずつはがして使います。

【材料】百合根30g、卵黄1個、氷砂糖適量

【作り方】

❶乾燥百合根は水に一晩つける。白い泡を取り除き、百合根を取り出して水を切り、つけ水を捨てる。※新鮮な百合根はつけずにそのまま使用。

❷百合根を土鍋に入れ、水５００㎖を加え火にかける。最初は強火で、沸いたら弱火にして15分間ゆでる。

❸卵黄をかき混ぜ、鍋に入れる。そこに氷砂糖を加え1分ほど煎じて出来上がり。

百合根には潤肺鎮咳《じゅんぱいちんせき》、精神安定、動悸や不眠改善などの働きがあり、卵黄には精神安定、疲労回復、貧血や不眠改善などの効果が期待できます。また、百合根と卵黄を同時に使うと相乗効果が大きいとも伝えられています。現在は不眠症や更年期による精神不安の薬膳として多く取り入れられています。お試しあれ！

✿『本草綱目《ほんぞうこうもく》』を著した李時珍

あっという間に三人目の大医の紹介です。

三人目は『本草綱目《ほんぞうこうもく》』の著者であり、医師、本草学者の李時珍《りじちん》さん。張仲景さんの時代からさらにもっと後の1518～1593年頃、明時代に活躍しました。

李時珍さんは代々医師を務める家庭に生まれ、幼い頃から父親の助手をして育ちました。当時、医師の身分は社会的に低かったため、父は官僚になることを望んでいましたが、幼い頃から病弱だった李時珍さんは父を説得し、医学の道を進むことを認めてもらったそうです。

その後、医学の才能はたちまち開花し、名医として湖北地方で有名になりました。明の皇族にも頼られるまでになり、34歳の時に医学の最高機関「太医院」への推薦を受け、北京に赴きます。けれども中央の役人として働くことが性に合わなかったようで、1年後には帰郷。再び地元の医師として活躍しました。

内容、分量共にとても優れているとされる『本草綱目』を書きはじめたのは35歳頃から。完成には約27年の歳月を費やし、800種類以上もの文献を参考にし、3度も書き直しをしたと言われています。

度重なる現地調査、標本採取にも心血を注ぎ、内容は全52巻、収載薬品数は動物・植物・鉱物1892種（内374種は新収）、図版1109枚、処方11096種（内約8000は李時珍自身が収集、確定したもの）にものぼります。

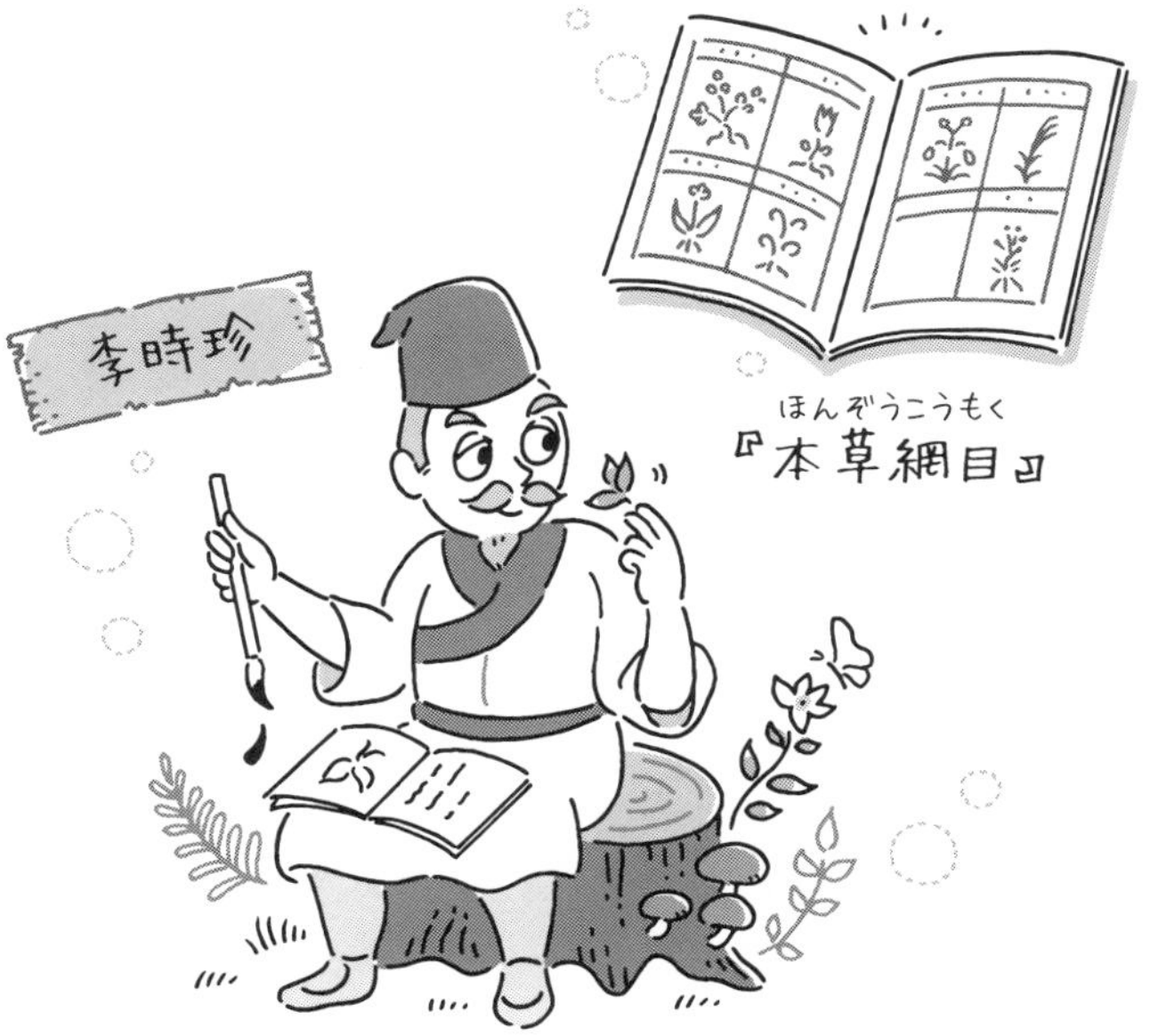

中身も名称、産地、形態、薬効、処方例などが記述され、歴代の薬草学の集大成と言われています。日本には慶長12年（１６０７）頃に伝来。２０１１年にはユネスコの会議で世界記録遺産に登録されました。

鍼を使って二人を生き返らせた

李時珍さんには、こんな逸話も残されています。

ある時、李時珍さんは外出中に棺を持って葬式を行う人々に出会いました。その時、棺から血がにじみ出ていることに気づいたのです。

そんなことは通常あり得ないので、何かがおかしいと感じ、すぐに棺に駆け寄りました。すると鮮血であることが分かったため、李時珍さんは「中の人は死んでいない。生き返らせることができる」と言って、立ち止まらせました。

人々は彼の言葉を聞いてとても驚き、その言葉を信じませんでした。李時珍さんはその様子をすぐに察知し、親切な口調で話しかけ、感情を込めて説得しました。最終的に棺の蓋が開けられ、中を覗くと妊婦がおりました。

まずは妊婦にマッサージを行い、その後、心臓周辺に鍼を刺しました。すると間もなく、その妊婦は目を開きました。そして驚くことに、しばらくすると男の子を出産しました。それから、「李時珍は鍼を使って一度に2人の命を救い、人を生き返らせた」という伝説が語られるようになったのです。

この話ですごいなぁと思うのは、自分の意見を自分のやり方で通すのではなくて、相手の状況や心の状態をきちんと汲み取っているところ。親切な口調で話しかけて、感情を込めて説得した李時珍さんの心持ちが素晴らしいなと感じます。自分のことだけでなく、相手を思いやる気持ちが、結果的に人を救うことにつながるのですね。

✤時を超えて伝わる志

中医学の三大経典である『神農本草経』に関わる神農、同じく『傷寒雑病論』を残した張仲景さん、そして薬草学の集大成『本草綱目』を著した李時珍さんを紹介しましたが、他にもたくさんの大医がいます。最後に駆け足で紹介しますね！

現在も使われている中医学の診断方法、望診・聞診・問診・切診をつくり、特に脈診の創始者として有名な扁鵲《へんじゃく》は、春秋戦国時代に活躍した神医です。心臓移植を行ったという伝説まで伝えられています。扁鵲が残した有名な「六不治」という言葉があるのですが、これは治療できない6タイプの人を指します。

❶傲慢で理不尽な人、❷健康に投資しない人、❸医者の言うことを聞かない人、❹病気の陰と陽が異常に乱れてしまい内臓の気が不安定な人、❺虚弱になり過ぎて薬さえ飲めない人、❻魔術を信じるが医者を信じようとしない人

今の世でも、当てはまると思いませんか？

他にも、世界初の麻酔薬を発明した、華佗《かだ》。彼は虎、鹿、熊、猿、鳥の動きを取り入れ、経絡の流れを良くする健康体操『五禽戯《ごきんき》』の生みの親でもあります。この五禽戯は私も日常的に行っており、終わった後はとても元気になります。

「大医精誠《たいいせいせい》」という言葉をつくった孫思邈《そんしばく》は、その言葉通り優れた医療技術と慈悲の心を生涯大切にした人です。「貧しい百姓の病を治す」と宣言し、出世を拒み各地を回っては病人を治療していました。養生気功として有名な「六字訣《ろくじけつ》」も考案し、かなり長生きしたと言われています。六字訣は息を吐きながら発声する気功で、「嘘」、「呵」、「呼」、「呬」、「吹」、「嘻」の六文字の吐気と発声法にそれぞれ簡単な動きをつけ、臓腑の機能を強化させます。

どの大医も素晴らしいですが、人類のために貢献したいという共通した強い志を感じます。慈愛の心、見ず知らずの人のためにも叡智を惜しみなく使える心…。中医学の道、セラピストの道を歩む者として、私もこの心をもっともっと育てていきたいと思っています。先人達は叡智だけでなく、時を超えて大切な心、志をも伝えてくれているのです。

講座案内

【資格認定講座】

◉中医アドバイザー養成講座

約１年間かけてしっかりと中医学の基礎理論と養生法を学ぶ人気の講座。アーカイブでも学習可能なオンライン講座で、自分自身や家族、クライアントの生活アドバイスに活かせる内容になっている。

◉刮痧プロコース

ボディから美容刮痧まで本格的に刮痧を学ぶことができる総合講座で、将来、独立開業を目指す方向け。学科はオンラインの動画視聴、通学教習は３時間×24回で、５種類の刮痧板、漢方精油、教科書、実技手順書までついた充実のコース。

◉刮痧スタンダードコース

ボディケアに特化した、刮痧を学ぶベーシックな講座。頭部刮痧、うつ伏せ、仰向けの体勢の手技を学ぶことができる。学科はオンラインの動画視聴、通学教習は３時間×14回で、３種類の刮痧板、漢方精油、テキスト付き。

◉漢方美容刮痧

フェイシャルに特化した美容刮痧を学ぶコース。３時間×10回で、翡翠や水牛の角で作られた刮痧板の使い方や、漢方美容精油を用いた中医美容法を学ぶ。

◉刮痧基礎レッスン

座位による頭部と、打つ伏せ背面の刮痧の手技を学ぶ基礎講座。３時間×7回の短期レッスン。

◉経絡リンパセラピーコース

14本の経絡とリンパを意識した、オールハンドによる全身の漢方オイルマッサージの実技講座。学べばオーダーメイドの施術が可能になる。

◉心活アロマセラピーコース
希少な漢方チャクラオイルを使い、7つのチャクラに働きかける全身の手技を学ぶコース。自律神経を整え、深いリラクゼーションを与えることができる。漢方チャクラオイル一式、テキスト付き。

【1day レッスン】
◉刮痧療法
座位で行う頭部、首肩の刮痧療法を学ぶ入門実技講座。ホームケアとしても、サロンのプラスメニューとしてもおすすめ。

◉腸活子宮セラピー
胃腸や子宮の調子を整えるためのお腹の集中手技講座。解剖学の観点から腹部の構造を理解し、中医学で女性の身体の変化をしっかり認識した上で、それぞれの臓器に適したアプローチの手法を学ぶ。

◉カッピング療法セラピスト
中国伝統療法のひとつで、独特のデトックス療法であるカッピングの基礎を学ぶ講座。セラピストのスキルアップにも最適。

◉漢方美容刮痧
美容刮痧の 1DAY レッスン。リフトアップや小顔をすぐに感じることができる手技を学ぶ。刮痧板、漢方美容精油、テキスト付き。セフルケアやサロンのプラスメニューにおすすめ。

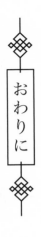

おわりに

最後までお読みいただき、ありがとうございました。

私の母国語は日本語でないため、伝えようとする時はいつも試行錯誤です。けれど施術の際も授業を行う時も、身体の底から力が湧いてきて、気がつくと相手と熱く通じあっている感覚があります。

連載中も含め、本書を書かせていただきながら様々なことを思い出していました。

内モンゴルで過ごした幼少期。今のように便利な物はない暮らしでしたが、自然は今より近くにありました。大草原、満天の星空、厳しい寒さ…。私が中医学の五行の思想を難解だと感じないのは、自然と共に生きた実体験があるおかげだと思います。

また、学生時代に刮痧療法に出合ったこと。美術学校で対象を観察する感覚が養われていたこと。日本での様々な出会い…。経験はすべて無駄にならないと言いますが、本当だと実感しています。その時すぐには結びつかなくても、後にその経験や出来事は必ず活かされていきます。

この本を手にし読んでくださった方々も、それぞれの人生、それぞれの形で中医学の叡智を活かしていくのだと思います。けれど本書は超入門編です。もっともっと詳しく知りたいと感じた方は、ぜひ中医学の広大な海の中に飛び込んできてくださいね。お待ちしていますよ！

以前、ある生徒さんに言われて驚いた言葉があります。

「雲瑶さんは中医学を愛し、そして中医学に愛された人」

私が中医学を愛しているのは自覚していましたが、その方から見たら私は中医学から愛されているように見えるのか…と、びっくりすると共にとても嬉しくなりました。これからもさらに中医学を愛し、中医学にも愛してもらえるように精進していきたいと思います。

この書籍をつくるにあたって、ＢＡＢジャパンの東口社長には大変お世話になりました。また、雑誌『セラピスト』編集部のみなさま、書籍部のみなさま、連載＆書籍の編集を担当してくださった編集者の林亜沙美さん、協力してくれた中澤小百合さん。この場を借りて深く感謝させていただきます。

そして、私の大切な内モンゴルのお父さん、お母さん、弟、アメリカに住んでいる姉。あなたたちを想わない日はありません。私に中医学を教えてくれた偉大な先生方、学ぶ楽しさ、喜びを教えていただきありがとうございます。私を支え続けてくれている旦那さま、サロンスタッフのみんな、いつも本当にありがとうございます。あなたたちがいなければ私は成り立ちません。生徒のみなさん、クライアントのみなさま、様々な経験をさせてくれて感謝してもしきれません。クライアントさんや生徒さんがいなければ、私の成長はありません。もっともっと鍛錬し、もっともっと中医学の叡智を還元し伝えていけるよう頑張りますね！

この本が少しでも日本と内モンゴル、日本と中国の架け橋となるよう願いを込めて。

雲 瑶

雲瑶《うんよう》

内モンゴル出身、北海道在住。東京と北海道で漢方養生サロン『香医堂』を主宰。中医師、中医鍼灸師、中国国際推拿按摩師。刮痧国際協会会長、雲瑶刮痧中医学院学院長。（一社）漢方アロマセラピー国際協会理事長。漢方精油、中医学、伝統療法の普及に努める傍ら、四季薬膳発酵食講座、中医漢方獣医師養成講座、動物刮痧講座など幅広く活躍中。著書に『全息経絡刮痧療法』（柏艪舎）がある。

株式会社 天驕
https://tenkyo.co.jp

刮痧国際協会
https://guasha.jp

（一社）漢方アロマセラピー国際協会
https://www.katia.or.jp

漢方養生サロン「香医堂」札幌店
https://kanpo-kouido-s.jp

漢方養生サロン「香医堂」麻布十番店
https://kanpo-kouido.jp

香医堂SHOP
https://kanpoaroma-shinki.com

陰陽姉妹の中医学教室
https://www.youtube.com/@user-yinyao6812

セラピストのための
はじめての中医学
健康で美しくなる中国伝統医学

2023年6月16日　初版第１刷発行

著　者　　雲 瑶
発行者　　東口 敏郎
発行所　　株式会社BABジャパン
〒151-0073 東京都渋谷区笹塚1-30-11 4F・5F
TEL 03-3469-0135　FAX 03-3469-0162
URL http://www.bab.co.jp/
E-mail shop@bab.co.jp
印刷・製本　中央精版印刷株式会社

ISBN978-4-8142-0549-3 C2077

Illustration／Suetsumu Sato
Cover＆DTP Design／Mika Tanaka

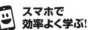

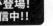

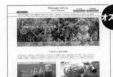